新编护理学基础与临床护理实践

马凤莉 陈风亭 肖艳梅 许郎运之 于文春 李艳 主编

吉林科学技术出版社

图书在版编目（ＣＩＰ）数据

新编护理学基础与临床护理实践 ／ 马凤莉等主编.
长春：吉林科学技术出版社，2024.6. -- ISBN 978-7
-5744-1611-6

Ⅰ. R47
中国国家版本馆 CIP 数据核字第 20242FC831 号

新编护理学基础与临床护理实践

Xinbian Hulixue Jichu Yu Linchuang Huli Shijian

主　　编　马凤莉 陈风亭 肖艳梅 许郎运之 于文春 李　艳
出 版 人　宛　霞
责任编辑　练闽琼
封面设计　郭　伟
制　　版　郭　伟
幅面尺寸　185mm×260mm
开　　本　16
字　　数　150 千字
印　　张　10
印　　数　1-1500 册
版　　次　2024 年 6 月第 1 版
印　　次　2024 年 12 月第 1 次印刷

出　　版　吉林科学技术出版社
发　　行　吉林科学技术出版社
地　　址　长春市南关区福祉大路 5788 号出版大厦 A 座
邮　　编　130118
发行部电话/传真　0431—81629529　　81629530　　81629531
　　　　　　　　　　81629532　　81629533　　81629534
储运部电话　0431-86059116
编辑部电话　0431-81629510
印　　刷　三河市嵩川印刷有限公司

书　　号　ISBN 978-7-5744-1611-6
定　　价　60.00 元

新编护理学基础与临床护理实践

编委会

主　编

马凤莉　青岛西海岸新区中心医院

陈风亭　巨野县中医医院

肖艳梅　冠县柳林镇中心卫生院

许郎运之　青岛市黄岛区中心医院

于文春　重庆松山医院

李　艳　成都市第一人民医院

副主编

李　翠　内蒙古自治区人民医院

包黎红　江阴市第三人民医院

陈佳雨　滨州医学院附属医院

李梅娟　红河州蒙自市人民医院

刘蓉华　聊城市东昌府区妇幼保健院

陈慧芳　武汉市第七医院武昌区中南路街

　　　　第一社区卫生服务中心

罗春霞　广州市民政局精神病院

编　委

刘　艳　深圳市前海蛇口自贸区医院

张彩凤　武汉市中医医院

前　言

在当今医疗健康领域快速发展的背景下，护理学作为医学的重要分支，其理论与实践的融合变得尤为关键。《新编护理学基础与临床护理实践》应运而生，旨在为护理学子及从业人员提供一本系统、全面且实用的参考指南。不仅深入剖析了护理学的基本理论，更将理论与实践紧密结合，涵盖疾病的患者护理、护理技术、沟通技巧等多个方面的内容，力求展现护理学在现代医疗体系中的全貌。希望通过这本书，能为广大护理工作者提供一个系统的、全面的学习指南，也希望能为护理教育和研究注入新的活力。

CONTENTS 目 录

第一章　护理伦理

第一节　基本概念

一、道德与伦理

医学伦理学以医学领域中的道德现象和道德关系为自己的研究对象。中国古代的"道德"一词，主要指人与人之间的行为原则和规范的总和，也兼指个人的道德行为、思想品质和修养境界。西方的"道德"（morals）一词最早起源于拉丁文的"molalis"，其单数"mos"指个人的性格和品性，复数"moles"指风俗和习惯。在近代汉语中，"伦理"引申为习俗、品性、思想等。西方的"伦理"（ethics）一词源自希腊语"ethos"，是一种有关"辨别对与错的行为素养"。尽管伦理和道德的词源、含义不尽相同，但它们是相通的。

二、护理道德与护理伦理

护理道德是社会一般道德在护理实践领域中的特殊体现，是护理人员在护理领域内处理各种道德关系的职业意识和行为规范。

护理伦理（nursing ethics）是制约护理行为的一系列道德原则，包括护理人员与患者、患者家属、医护同人，以及整个社会的关系，它也用来制约医疗行业的道德义务。护理伦理是护理专业人员的专业伦理（professional ethics），是社会舆论要求护理专业人员必须遵守的职业道德。

每个行业都有自己的职业道德和伦理，护理是以治病救人为目的的社会活动，其服务对象是人，因此，研究护理道德和护理伦理就有其更重要的意义。

护理道德与护理伦理既有区别又有联系。护理道德是护理伦理的基础，护理伦理是护理道德的系统化与理论化，并且它反过来又促进护理道德的良好形成与发展。因此，护理伦理学又是研究护理道德关系的一门学科。护理伦理学的研究对象包括：护理人员与患者及患者家属之间的关系，护理人员之间、护理人员与其他医务人员之间的关系，护理人员与护理学科发展之间的关系。

第二节　相关理论

生命论、义务论、功利论、美德论都是护理伦理理论的重要组成部分。所不同的是，生命论从人的生命价值定位，而义务论、功利论和美德论则从精神层面彰显人生命的主观诉求。义务论和功利论着眼于行为的善恶，而美德论强调的不只是行为，还着眼于行为的动机，即遵循道德准则行动者的人。生命论、功利论与义务论解决我们应该做什么的问题，而美德论则是解决我们应该成为什么样性质的人的问题。

护理美德论是指护理人员在工作中应具备的职业道德品格，主要内容包括护理人员的护理道德认知与观念、护理道德意识和信念等。护理美德论的具体内容有护理同情、善良、仁爱，护理关怀和帮助，护理勤奋与公正、诚实、谦和、果断、信用等护理道德素质。美德论适用于对护理学生专业精神的培养，更适合作为护理学生教学中道德教育的理论基础。当其他利益与严肃的道德规范发生碰撞时，只有潜移默化的道德教育，才能使天平倾向于道德规范。道德教育最适当的时机就在于护理人员学历教育阶段，一旦将这种德行内化为一个人的品性，那么无论护理人员的专业技能和理论水平上升到什么层次，公众的利益都会得到保护。

第三节　护理道德的基本原则、规范和范畴

护理道德的基本原则、规范和范畴是护理伦理学研究的重点对象与核心内容。其

基本原则与规范是指导护理行为的准则。

一、护理道德的基本原则

护理道德的基本原则指护理人员在护理工作中处理人与人之间、个人与社会之间关系时所应遵循的根本指导原则。它统率护理道德规范和范畴，是衡量护理人员道德水平的最高道德标准。

1981年全国第一届医学伦理学学术会议上确立了社会主义医学道德的基本原则："救死扶伤，防病治病，实行社会主义人道主义，全心全意为人民的健康服务。"护理是医学的一部分，医学道德的基本原则自然也适用于护理。

1989年，由Beauchamp和Childress在 *Principles of Biomedical Ethics* 一书中提出的"四原则"，即自主原则（the principle of respect for autonomy）、公平原则（the principle of justice）、有益原则（the principle of beneficence）、不伤害原则（the principle of non-maleficence）已被国际上广泛认可，并应用于医学及护理伦理领域。

二、护理道德的基本规范

护理道德规范是护理人员在实践过程中应遵循的行为准则，是协调护理人员与患者、其他医务人员及社会之间关系的行为标准，也是评价护理人员职业道德的具体标准。国际护士协会在1953年7月国际护士大会上通过的《护士伦理学国际法》就是国际性的护理人员道德规范。我国卫生部1981年10月8日颁发的《医院工作人员守则》及1988年12月15日颁发的《医务人员医德规范及实施办法》也提出了护理人员的道德规范。护理道德规范主要表现在以下几个方面。

1.爱岗敬业、自尊自强

护理职业是一项平凡而又崇高的事业。护理人员只有热爱护理职业，不断深化对护理工作内涵的认识，才能更好地为社会人群服务。

护理工作在社会中承担着重要的角色，它关系到社会的发展、民族的繁衍和广大人民群众的身心健康，护理人员应该充分认识到自己的职业价值，并敬重自己的职业。

随着传统的以"疾病"为中心的生物医学模式转变为以"人"为中心的现代医学

模式，护理学的内涵得到了进一步的提升，作用也越来越凸显，护理人员不仅是护理活动的执行者，还是健康教育者、健康协调者、健康咨询者及患者利益的维护者。护理人员应视患者为整体，从身体和心理上关心爱护患者。这就要求护理人员不仅具备扎实的护理基本知识、理论和技能，而且需要学习护理伦理学、护理心理学、美学及社会学等相关学科的知识，同时还应具备良好的沟通和表达能力，从而为患者提供优质护理服务。

2.尊重患者、关心患者

尊重患者，爱护关心患者是护理人员最基本的道德要求，护理人员应把救死扶伤、防病治病、全心全意为患者服务作为自己的最高职责。

首先，要尊重患者，即尊重患者的生命价值，尊重患者的人格和权利。人的生命价值是由其生命质量决定的，护理人员在工作过程中必须努力提高患者的生命质量，无论从生理还是心理上，都应该采取最佳的措施，减轻患者的痛苦，使他们更有勇气面对困难、战胜疾病，从而更好地回归社会。患者的权利包括平等的医护权利、知情同意的权利、要求保守秘密的权利等，护理人员应对患者一视同仁，不论贫富地位、远近亲疏，都应以诚相待；在医疗护理中，对于患者的隐私，护理人员应负有保守秘密的义务，绝不能随意泄露或当众议论。护理人员应充分尊重患者的以上权利，成为患者权利的忠实维护者，这也是建立良好护患关系的前提。

其次，要关心体贴患者。护理人员应适当地移情，设身处地地体谅患者患病的痛苦，看病的艰难和治疗带来的一系列身体和心理的伤害与打击，以最优的服务态度和技术为患者提供治疗和护理。南丁格尔曾说过："护士必须有一颗同情的心。"护理人员只有真正地走进患者的心里，与患者产生共鸣，才能更好地为患者服务。

3.认真负责、技术求精

以患者为中心，一切为了患者的利益是护理工作的出发点与归宿，护理工作直接关系到患者的安危，容不得半点疏忽。在道德要求上，护理人员必须以高度的责任心对待工作，谨慎细心，严格执行"三查七对"，严防各种差错事故；严格遵守护理的各项规章制度和操作流程；严密实施各项护理操作，做到及时准确。同时，还应培养敏锐的观察能力，及时发现病情变化并报告医师解决问题。护理人员还应有批判性的思维，辩证地执行医嘱，这也是对患者认真负责的一种表现。

精湛的护理技术也是对护理人员职业道德的基本要求，护理人员应在保证不增加患者痛苦的基础上，努力熟练掌握各项护理技术操作，不断积累经验，从而更快捷高效地完成护理工作。随着现代医疗和护理的不断发展，许多医学诊断治疗新技术的应用，康复医学、社区护理和家庭病房的兴起，护理工作的内容和范围也在不断地扩大，护理人员在这种医疗大环境下更应该不断地学习，完善相关的知识结构，自我提高，从而适应社会的发展，满足患者的需要。

4.热忱服务、乐于奉献

护理的本质就是照顾，在护理实践过程中满足患者的各种需要，热忱服务正是这一本质的具体体现。护理人员应全心全意为患者服务，在生活上悉心照料，在治疗上以精湛的技术为患者提供服务，在心理上给予患者最大的安慰。特别是对待老年患者、危重症患者、婴幼儿患者、精神科患者，应给予更多的关心和照顾，要耐心解释，细心观察患者的病情变化和心理反应，及时发现问题、解决问题。

在提倡文明服务的今天，护理人员还应发扬乐于奉献的精神，把解决患者的痛苦放在首位，不怕脏不怕累、不辞辛苦、不厌其烦，全心全意为人民的健康服务。

5.举止端庄、言语文明

护士是白衣天使，是美的化身，这是社会给予护理人员的高度肯定。护理人员的言行举止是体现护理道德的主要途径，端庄的举止、文明的用语是拉近护患关系的重要桥梁。

端庄的举止要求护理人员在上班时衣帽整齐、精神饱满、态度和蔼、不勾肩搭背、不打闹，遇同事或熟悉的患者要主动礼节性示意或问候。护理人员站、坐、行要稳重、端庄、大方、优美。仪容上应自然大方，切忌浓妆艳抹，不宜涂染指甲，也不宜佩戴耳环、戒指或手镯等。

文明的用语有利于护患之间的交流沟通，并且可以对大脑皮质起保护作用，使患者机体减少潜能的消耗并增强防御能力。因此，护理人员应针对不同的患者、根据不同的场合和不同的情景，采用不同的语言，使患者感到亲切愉快。

6.互尊互学、团结协作

随着现代医学的发展，护理工作与其他部门的联系也越来越紧密，如行政管理和后勤保障部门等，这就要求护理人员除了和患者及患者家属建立良好的护患关系，还应与医务人员、管理人员、实验技术人员等建立良好的合作关系，在工作中应相互尊重，相互理解和支持，密切配合，协调一致。在护理人员之间，更应该相互尊重，相互关心，营造一个和谐的、温馨的工作氛围，从而为护理质量的提高和护理人才的健康发展创造有利条件。

三、护理道德的范畴

范畴（category）是构成一门学科的基本概念。在哲学中，范畴是指在实践基础上，人们对客观事物和客观现象的本质属性及其关系的概括和反映。护理道德范畴就是对护理道德的本质属性及关系的概括和反映。护理道德原则和规范是护理道德范畴的基础，决定了范畴；同时范畴又反映和体现了原则和规范。范畴是原则和规范的细化和个体化，原则和规范通过范畴发挥作用。如果说原则和规范是对护理人员道德的外在约束，那么范畴就是护理人员的内在自我约束与道德愿望。护理道德范畴的内容有以下6个方面。

1.权利

患者的权利是指作为一个患者"角色"，应该得以行使的权力和应享受的利益。尊重患者的权利，是护理道德的重要基础之一。患者的权利主要有以下两点。

（1）平等享有医疗护理的权利。《中华人民共和国民法通则》中规定："公民享有生命健康权。"求生存健康的愿望是每个人的基本权益。一旦人的生命和健康受到了疾病的威胁，患者有权继续生存，有权获得医疗和护理救助，任何医务人员不得拒绝患者的求医要求。另外，任何人享受医疗护理的权利是平等的。唐代孙思邈曾言：

"若有疾厄来求救者，不得问其贵贱贫富，长幼妍媸，怨亲善友，华夷愚智，普同一等，皆如至亲之想。"因此，医务人员对待患者应一视同仁，保证医疗权利人人平等。

（2）知情同意的权利。在医疗护理过程中，患者有获得关于自己疾病的病因、严重程度、治疗护理措施等情况的权利。对患者进行侵入性的或存在风险的操作前必须征得患者和患者家属的同意，并签字。患者也有提出医疗护理意见并得到答复，以及要求解释医疗费用等监督医疗护理过程的权利。

此外，患者还有要求医护人员为自己隐私和病情保密的权利，以及因病免除一定社会责任和义务的权利。

2.义务

义务，是指个人对社会、对他人应尽的责任。在伦理学上，义务与责任、职责、使命是同等意义的。

护理道德的义务范畴，指的是护理人员在其职业活动中，对患者、对医护同人、对社会应尽的责任，它是依靠人们内心信念、习惯、意志自觉地履行的，没有明显的强制作用。同时，护理道德中的义务总是以或多或少的自我牺牲为前提的。

护理道德的义务要求主要有：第一，热爱护理工作，忠于护理事业；第二，防病治病，认真为患者进行医疗护理；第三，为患者进行医疗护理服务应以不讲有无代价、有无报偿为前提；第四，把对患者个人尽义务同对社会尽义务统一起来。

3.良心

良心，是指人们对是非、善恶、荣辱、美丑的内心深刻认识和感受，是对所负道德责任的内心感知和行为的自我评价和自我意识，它具有稳定性和自觉性的特点，并且良心是人们道德的"自我法庭"，人们在选择和评价自己的行为时受着良心的指导。

护理人员的良心，是护理人员在履行对患者和对社会的义务过程中形成的道德责任的自觉认识和自我评价能力。它要求护理人员在任何情况下，都忠实于患者，在工作中一丝不苟，具有慎独的精神；良心还要求护理人员忠于护理事业，具有为事业献身的精神；同时，道德良心还要求护理人员忠实于社会，不收取患者的任何礼品，不受贿，自觉维护白衣天使的美好形象。

4.情感

情感，是人们内心世界的自然流露，是对客观事物和周围环境的一种感受反应和态度体验，它是心理学和伦理学的重要范畴。道德情感，是指在一定的社会条件下，人们根据社会道德原则和规范，去感知、评价个人和他人行为时的态度。

护理道德情感的基本内容有三点。一是同情心。护理人员应有扶危济困的同情心，对患者的不幸和痛苦产生共鸣，真正理解患者，从而对他们的愿望和要求给予大力支持和热情帮助。二是责任感，这是高层次的情感内容。护理人员应把护理工作看作自己应该履行的崇高职责，并升华成一种道德情感，从而全身心地投入护理工作中去。三是理智感，指的是护理人员对患者的情感是建立在理智和科学的基础上。对患者的关心、照顾必须在医学科学允许的范围内进行，对患者不合理的要求不迁就、不徇私情。

5.审慎

审慎即周密而谨慎。护理道德中的审慎是指护理人员在医疗护理行为前的周密思考与行为过程中的谨慎、认真、细心的一种道德作风。审慎是护理人员对患者和对社会的义务感、责任感、同情心的总体表现。

护理审慎的要求有三个方面。第一，护理诊断要审慎。护理人员在接触患者的过程中，应详细了解患者的病情，仔细全面地收集资料，通过周密的分析和思考对患者作出正确的诊断。第二，护理语言要审慎。护理人员的语言要求是小心、严密、准确，护理人员通过语言可以向患者传递健康知识，安慰鼓励患者，从而使患者树立战胜疾病的信心。护理人员不应对患者言语粗鲁，这是不负责任的表现。第三，护理技术操作要审慎。护理人员是通过一系列的护理技术操作向患者提供护理服务的，护理人员在操作上应该不断地积累经验，提高操作技术水平。随着医学的进步和发展，越来越多的高精仪器应用于临床，护理人员应该不断地学习，刻苦钻研，秉着严谨、认真负责的态度，为患者提供高效的、高质量的护理服务。

6.荣誉

荣誉是同义务密切联系的道德范畴，是指人们履行了社会义务之后，受到道德上的表扬、奖励和赞许。

护理人员的荣誉是指为患者身心健康贡献自己的智慧和力量并得到社会的公认和赞扬，个人也得到了良心上的满足和自我内心的欣慰。

护理道德荣誉观的基本要求有三个方面。第一，以患者为中心，为患者、为社会服务，是护理人员衡量荣誉的标准。护理人员应该把患者的利益和社会的利益放在第一位，为他人服务越多，贡献越大，从而获得的荣誉也就越大。第二，正确处理个人荣誉与集体荣誉的关系。护理人员应把个人荣誉归功于集体，看作是集体对自己的鼓励和鞭策。第三，在荣誉面前应该谦逊。

第四节　护理人际关系伦理

一、护患关系中的道德

1.护患关系的基本内容

护患关系是在特定的条件下，护理人员通过医疗、护理等活动与患者建立起一定联系的人际关系。狭义的护患关系是指护理人员与患者的关系；广义的护患关系是指护理人员与患者及其家属、陪护人、监护人的关系。护患关系中的道德是指协调护患关系所遵循的行为准则和要求，它是护理关系中最主要的内容。护患关系内容可归纳为技术与非技术两方面。

护患关系中的技术交往是指在实际的护理措施的决定和实施当中，护理人员和患者的相互关系，如护士给患者打针、发药、换药等。在这种技术关系中，护理人员通常是专业的，有一定医学知识和技能的，占有主动地位的内行，而患者多半是缺乏医学知识和技能的外行，处于相对被动的地位。技术关系极为重要，它是非技术关系的基础。

非技术关系，是指护患双方由于社会的、心理的、教育的、经济的等多种因素的影响，在实施医学技术过程中所形成的道德、利益、法律、价值等多种内容的关系。

（1）道德关系：道德关系是非技术关系中最重要的内容。在护理实践当中，虽然护理人员和患者双方所处的地位、环境、利益及文化教育、道德修养不同，可能在治疗上存在一定的矛盾，但双方都应该尊重对方的人格、权利和利益，以一定的道德原则规范约束自身的行为。

（2）利益关系：利益关系是指护患双方在相互关心的基础上发生的物质和精神利益方面的关系。护理人员的利益主要表现在两个方面：一是护理人员在为患者服务中消耗的脑力劳动和体力劳动而得到的补偿，如工资等经济利益；二是护理人员通过对患者的服务而逐渐积累的经验和技能。患者的利益主要表现在支付了医药费的同时，满足了其解除病痛、恢复健康的需求。

（3）法律关系：护理人员从事护理活动和患者就医都受到法律的保护。对于患者而言，其得到合理诊治等权利若受到侵犯，且造成一定不良后果的，患者或其家属有权诉诸法律以维护自身权益。同样地，对于护理人员而言，在护理活动中，若受到患者或其家属的辱骂、殴打等，法律会对其当事人进行制裁。

（4）价值关系：价值关系是容易被人们忽视的一种关系。护患双方在治疗护理过程中相互影响、相互作用，都体现了为实现人的价值而作出的努力。护理人员运用自身的知识和技能为患者提供医疗服务，减轻患者的痛苦，从而体现了护理人员的个人社会价值。而患者在恢复了健康重返社会的同时，也实现了个人的社会价值。

2.护患关系的三种模式

护患关系的模式是在护理人员与患者的接触中产生出来的，是根据患者的需要提出来的。1976年，美国学者 Szasy 和 Hollander 提出了医患关系的三种模式，这种医患关系模式同样适用于护理关系。护患关系一般来说有以下三种模式。

（1）主动-被动型：这是护患关系中最古老的方式。护理人员对患者的护理处于主动的主导地位，而患者则处于完全被动的、接受的从属地位。这种模式对处于危重休克、昏迷、失去知觉和意识障碍的患者，以及婴幼儿等某些难以表达自己主观意志的患者，无疑是适当的。但对于大多数有清醒的自主意识的患者来说，就不应忽视患者的主观能动作用，反而应鼓励患者参与进来，表达自己的意志和想法。在现代医疗护理中，一般不采用此种模式。

（2）指导-合作型：这种模式在护患关系中普遍存在。其认为护患双方在护理活动中都具有主动性。患者的主动是以执行护士的意志为基础的，护理人员的权威在护患关系中仍然起决定性的作用，但患者可以充分表达自己的意志和需要，同时对治疗效果提供多种信息。在这种模式下，护患关系比较融洽，有利于提高诊治效果。比起主动-被动型的护患关系模式，指导-合作型关系前进了一大步，值得提倡和推广。

（3）共同参与型：这种模式指出护患关系是双向的，在医疗、护理的过程中，护理人员与患者具有大致同等的主动性和权利，共同参与护理措施的决策与实施。此时，患者可向医护人员表达自己的治疗效果，从而进一步帮助医护人员做出正确的诊治，提高诊断的准确性、预见性和治疗的有效性，对提高改善护患关系也会起到积极的作用。因此，我们应该大力提倡这种平等合作的护患关系。此种模式多适用于长期慢性病患者和受过良好教育的患者，对于有意识障碍或难以表达自己主观意志的患者显然是不适用的。

3.护患关系中的道德要求

护患关系的道德作用在于协调护理人员与患者的关系，建立指导-合作型、共同参与型模式，从而提高护理质量。良好的护患关系道德不仅能调动患者的积极性和争取患者的合作，而且能直接影响患者的心情和应激状态，使患者从不良的心理状态转化为良好的心理状态，从而提高治疗效果。因此，在护患关系中对护士提出应有的道德要求，提高护士的道德责任是十分必要的。

（1）尊重与爱护患者：这是护患关系道德最基本的道德要求。护理人员与患者接触最多，交往机会也最多，护士的举止行为和态度对患者无论是在身体上还是心理上都会产生深刻的影响，而尊重爱护患者无疑是对患者精神上和心理上最大的鼓舞。

①尊重患者的人格：在任何情况下，护理人员都应尊重患者的人格，不应侮辱诋毁患者，不能乘人之危追求个人不道德的目的。

②尊重人的生命价值：生命对每个人来说只有一次，护理人员应该充分地尊重患者的生命价值。无论患者的疾病轻重，有无传染性，还是预后好坏，护理人员都应认真负责，不能有半点懈怠。

③尊重患者的权利：护理人员应该尊重患者的各项权利，包括平等的医疗护理权利、知情同意的权利、获得有关医疗信息的权利、保守个人秘密的权利和因病免除一定社会责任和义务的权利，时刻牢记自己是患者权利的忠实维护者。

（2）同情与关心患者：护理工作创始人南丁格尔曾提出一条原则："护理要从人道主义出发，着眼于病人。"患病给患者带来了极大的痛苦，身体和心理受到双重打击，护理人员应同情关心患者，用温暖的语言和行动给患者一点慰藉，鼓励患者，增加患者战胜疾病的信心，对患者以无微不至的照顾，全心全意地服务于患者。

（3）精心与热忱服务：护理人员应该同时具备良好的思想道德素质和精湛的技术及相关的学科知识，才能为患者提供优质的护理服务。护理人员要始终饱含热情，以认真负责的工作态度，一丝不苟，不怕脏不怕累，热情主动地服务于人民。

（4）积极为患者做好健康指导：随着社会的发展和人类的不断进步，人们对健康的需求也越来越多，从而赋予了护理人员更多的责任，使护理工作的内容在不断地扩大，其中，健康指导越来越受到人们的重视。护理人员对患者的健康指导主要有以下三种。

①常规指导：患者初入院时，护理人员应该热情地接待患者，并做好入院环境介绍、作息制度等各项指导，使患者有宾至如归的感觉。

②疾病指导：护理人员针对患者的疾病对患者进行一系列的健康教育，包括疾病知识，如疾病的发生发展、自我病情监测及用药知识等。

③心理指导：护理人员对患者在住院期间存在的心理问题，运用心理学的相关知识，对患者进行疏导，从而排除患者各种消极情绪，以利病情向积极的方向发展。

4.护理人员与患者家属关系的道德要求

护理人员除了与患者有紧密的联系外，与患者家属也有一定的间接联系。护理人员与患者家属是团结协作的关系，在患者住院期间共同协助患者，为患者服务。患者家属通常对患者的疾病情况和心理状态比较了解，护理人员可以通过患者家属间接了解患者病情。处理与患者家属关系的道德要求如下。

（1）尊重：护理人员在尊重患者的同时应该尊重患者家属。护理人员面对患者家属的担心、焦虑及对治疗的疑问，应耐心地指导和解释。对患者家属提出的合理要求，应该尽量满足。如果因条件受限而不能满足患者家属的需求，护理人员也应做好解释工作，而不是一味地否定或置之不理，态度冷漠。

（2）知情：患者家属有权知道患者的病情，护理人员应对患者家属适当地介绍患者所患疾病的情况，如患者的病情、治疗、护理、预后等，以求得到患者家属的配合，共同提高治疗和护理效果。

（3）宽慰：患者家属是患者至亲的人，面对患者的疾病，看着自己的亲人遭受痛苦，患者家属难免情绪低落，焦虑不安。护理人员在密切观察患者病情变化的同时，应留意患者家属的心理状态，及时进行干预，这对患者的心理也会产生间接的积极影响。若遇到不幸失去亲人的家属，护理人员更应表示同情，并尽量宽慰家属。

（4）虚心：在患者住院期间，护士与患者、患者家属接触最多，对于患者家属提出的一些意见，护理人员应虚心听取，有的意见对患者的治疗极有价值，有的意见可能会避免一些医疗事故的出现。同时护理人员应主动向患者家属征求意见，不断改进护理质量。

二、护士与其他医务人员之间的道德关系

在整个医疗护理过程中，护理人员除了要搞好护患关系，还必须以护患关系为中心搞好医际关系，医务人员之间必须加强合作，同心同德、相互支持才能有利于提高诊治水平和护理质量。

1.护理人员与医生之间的道德关系

医生和护理人员是与疾病作斗争的同盟军，他们之间的配合是最多也是最紧密的。二者在医疗中是完全平等的，只是社会分工不同而已。医生主管诊断和制订治疗方案。护理人员负责执行医嘱，观察患者病情，为患者提供护理服务，但他们又有着不可分割的联系，医生与护理人员必须紧密配合，相互协作才能使患者达到最佳的诊疗效果。医护关系的道德原则如下。

（1）要相互尊重和信任：医护之间的平等性，是指双方要充分认识对方的工作职责和作用，承认对方工作的独立性和重要性。医生不应轻视护理人员在诊疗中的作用，不应认为护理人员就是简单地执行医嘱。护理人员在治疗过程中，接触患者的机会最多，对患者的病情比较了解。通过细致的观察，护理人员还能及时发现问题，特别是患者的病情变化及治疗用药效果。医生应该充分信任护理人员，重视护理人员提出的疑问和合理意见。及时地修改治疗方案。同时，护理人员也要尊重医生，主动协助医生工作，认真执行医嘱。

（2）要相互协作和谅解：医护之间的相互协作有利于高质量地完成诊疗工作。医护人员在制订各自的诊疗护理方案时，都应考虑对方的情况，多替对方排忧解难。对彼此出现的一些差错，要善意地指出，而不能袖手旁观，相互责备。对于疑难病例的讨论，医生护理人员都应参加。这是一个相互学习的过程，同时有利于更加全面地掌握患者的病情。

（3）要相互制约和监督：维护患者的利益是医护关系最重要的道德原则，医生护理人员要共同努力保护患者的生命安全，严防差错事故。在诊疗活动中，医生护理人员应相互制约和监督，坚持批评与自我批评，纠正不良的医疗行为和作风。

2.护理人员与护理人员之间的道德关系

护理人员之间建立良好的护际关系，是圆满完成护理任务、提高护理质量的基础。护理人员之间是同事、同志和姐妹，在工作中应该相互尊重、相互帮助、密切配合、团结一致，发挥团队协作精神；在学习上应相互鼓励、交流经验共同提高，低年资的护理人员应主动虚心向高年资的护理人员学习，学习宝贵的护理临床经验和熟练的护理技术，高年资的护理人员应给低年资的护理人员树立良好的榜样，对工作认真负责，并应关心、爱护、体贴年轻护理人员。多鼓励肯定；在生活中要相互关心、真诚相处。只有这样，才能形成一种良好的工作氛围，同时利于稳定护理团队，让护理人员在辛苦工作的同时能感到一丝温暖。

3.护理人员与医技科室人员之间的道德关系

护理人员与医技科室人员之间的关系也是平等团结协作的关系。护理人员应该熟悉各医技科室的工作特点和规律，相互配合、相互支持，为临床提供及时、准确的诊疗依据。遇有疑问时，护理人员应主动沟通联系，把问题澄清，而不应让患者跑来跑去。

4.护理人员与行政、后勤人员之间的道德关系

现代医院管理已由经验化走向了科学化、系统化、信息化。医疗技术设备要不断更新，客观形势要求行政管理人员、后勤工作人员要把医疗任务放在首要位置，协调好各类医务人员之间的关系。

护理人员要客观反映临床一线的需要，要求行政人员解决实际问题，同时要充分理解行政人员的压力和难处，大力支持他们的工作。遇到矛盾的地方要友好协商，相互尊重，相互理解，以最佳的方式解决问题。

对待后勤人员，护理人员要尊重他们的劳动。后勤工作是医院工作顺利有序开展的重要支持，它负责物资仪器设备、生活设施的提供和维修，也是护理工作有效运转的重要保证。护理人员应充分认识他们工作的重要性，尊重后勤人员及他们的劳动成果，遇到问题及时与他们取得联系，并支持他们工作的顺利完成。同时，后勤人员也应当树立为患者和工作人员、为医院全心全意服务的思想，保证后勤工作有效完成。

第五节　护理实践伦理

一、基础护理伦理

1.基础护理

基础护理包括护理基本理论、基本知识和基本技能，是各专科护理的共同基础，是各护理人员必须掌握的基本技能和知识。目标是为患者提供一个接受治疗的最佳身心环境。

2.基础护理伦理原则

基础护理伦理是护理人员在实施基础护理的过程中应该遵循的准则和规范。

（1）虚心踏实，安心本职工作：基础护理平凡、琐碎、繁重，却有很强的科学性，基础护理是否到位对患者的康复有很大影响。不愿意做基础护理，认为基础护理"没有什么技术含量"，看不到基础护理重要性的护士就不是一个称职的护士。在南丁格尔的《护理札记》中详细阐述了通风、清洁、床褥等基础护理对于患者的重要性，"……他们得到的不仅仅是舒服和放松。实际上他们的感觉正好反映了把一直黏在皮肤上的有害物质清除掉后，皮肤和身体都能够重新获得相当大的生命力。因此，护士必须十分注意患者的个人卫生，而不应该借口说所有的个人卫生的清洁工作只不过是让患者舒服一点而已，从而不做这样的工作或者是延误为患者清洁个人卫生"。

（2）细心观察，认真谨慎：以下案例说明细节的重要性。

患者张某因颅脑外伤由外院转入进一步治疗。入院时，张某处于浅昏迷状态，留置胃管，气管切开。林护士在给张某入院评估时发现痰液为暗红色，性质稀薄，痰液量中等。经过向患者家属询问，得知患者在入院前两天几乎未鼻饲，这引起林护士的注意。于是马上检查张某胃管的位置、回抽胃液。经过林护士判断，胃管位置合适，但是回抽的胃液是暗红色。林护士立即向主管医生汇报了张某的病情，因此张某得到了及时的诊断和处理。

基础护理虽然不像有些工作那么容易体现业绩，但就是在细微之处更考验护理人员是否称职。除了上述的案例，还有无数的实例已经告诉我们，很多时候，正是护理人员的细心观察、及时发现患者病情变化，才挽救了患者生命。南丁格尔在《护理札记》中这样定位细心观察的重要性："仔细准确观察的习惯本身不能带给我们能干的护士，但是没有仔细准确地观察我们将会在所有的职责领域中都不称职。"基础护理，虽然不像有些技术那么深奥，但是我们护理工作的对象是人，基础护理的好坏直接影响患者的健康、生命安危。这就要求护理人员执行每一个技术操作时都要严格遵守操作规程和医院的规章制度，坚守"慎独"精神，每一步都必须准确无误，保证每一个护理技术的安全性，做到认真负责，一丝不苟。

（3）热情服务，文明有礼：基础护理工作繁杂、辛劳，不论有多累，护理人员都应保持精神饱满、热情和蔼、文明礼貌，细心、耐心地为患者服务。

二、整体护理伦理

1.整体护理

整体护理是以患者为中心，以现代护理观为指导，以护理程序为基础框架，对患者实施身心整体护理。整体护理的目标是根据患者的生理、心理、社会、文化、精神等多方面的需要，提供适合患者的最佳护理。

2.整体护理的伦理原则

（1）以人为本，促进健康：整体护理改变了过去针对疾病的护理，强调身心整体的护理，促使护理伦理学也改变了过去的只针对患者自然属性、患者生命的护理道德。它要求护理人员在处理与患者关系时，必须树立"以患者为中心"的指导思想，把服务对象视为"整体的人"，从患者的生物的、心理的、社会文化的需要出发，根据患者的实际需要，主动安排护理措施，全面考虑护理措施。不仅如此，整体护理要求护理行为不仅要有利于患者的利益，而且要有利于人类的利益和社会的进步，这是我国"救死扶伤，防病治病，实行社会主义人道主义，全心全意为人民服务"的护理道德基本原则的要求与体现。

（2）爱岗敬业、积极主动：整体护理以护理程序为基础，强调自觉地运用护理程序对患者进行动态的、系统的评价，"评估、诊断、计划、实施、评价"如此循环。积极发现患者的健康问题，及时解决。整体护理要求护理人员不再是被动地、单纯地执行医嘱，完成护理操作，而是发挥主观能动性，有计划、有目标、系统地进行护理工作。护理人员要积极承担起运用护理程序的科学方法为患者解决问题的责任，根据患者的身心问题制订出确实可行的护理计划，并实施计划，评价并及时更新护理措施，保证护理质量。

（3）独立思考、个体化服务：整体护理认为，人是一个系统，是一个与外界环境不断发生联系和作用的开放系统，疾病的发生既有生理的因素，也有心理、社会因素的参与。这就要求护理人员具有独立思考及评判性思维的能力，针对患者的不同特点、文化背景、生活习惯等影响患者健康的诸多因素进行认真、具体的分析，结合患者的身心状况进行综合思考，具体问题具体分析，提出护理问题，并制订个体化的护理措施，实现恢复和保持患者健康的目的。

（4）刻苦钻研、精益求精：整体护理要求对护理人员的素质提出了更高的要求，护理人员除了在职业道德、身心健康等方面要达到标准外，在业务水平上要不断完善自我，除了具有过硬的理论知识、娴熟的操作技能，敏锐的病情观察能力，良好的人际沟通能力和协作能力，又要掌握管理学、心理学、社会学等人文社会科学知识。勤奋学习、不断进取是整体护理模式对护理人员提出的要求，也是每位护理人员追求个人价值和自我完善的必备道德品质。

三、护理管理伦理

1.护理管理

世界卫生组织将护理管理定义为："护理管理是为了提高人们健康水平，系统地应用护士潜能和有关其他人员或设备、环境和社会活动的过程。"护理管理的任务是研究护理工作特点，找出规律，运用科学的理论和方法对护理工作进行管理；目的在于提高护理质量、护理工作效率、效果，对患者实施安全、有效、及时、完善的护理。

2.护理管理的伦理原则

（1）以患者为中心：随着医学模式的转变和社会对护理保健需求的增加，护理的工作重点从以疾病为中心转变为以患者为中心。同时为适应新的经济体制，医疗服务的模式也逐渐由以医院、医务人员为中心转变为以患者为中心的模式。把患者利益放在首位，患者至上，为患者提供优质护理服务是当前医院护理工作的道德原则。医院的规章、规范的制定和执行也要树立一切为患者服务的信念。

（2）把护理服务质量放在首位：如果说水是生命之源，那么质量就是医院的生命。卫生部 2009 年医院管理年活动的主题就是"以病人为中心，以提高医疗服务质量"。护理质量管理是为了保证和促进护理服务质量能够达到安全护理、促进患者健康的质量要求所必需的管理，当与其他利益发生矛盾时，护理服务质量至上。

（3）经济效益与社会效益兼顾："医乃仁术"，社会主义医学道德的基本原则是"救死扶伤，防病治病，实行社会主义人道主义，全心全意为人民的健康服务"。治病救人是医学的天然本性、伦理本性，因此，护理管理应坚持兼顾经济效益与社会效益的统一，获得经济效益必须以取得社会效益为前提。在当前的医疗体制下，医院的社会效益与经济效益是统一、相互依存的，社会效益是医院的最终价值目标，而经济效益是医院实现社会效益的动力与手段。离开社会效益谈经济效益，医院就失去了原本的价值目标，而离开经济效益谈社会效益，医院就失去了发展的动力和手段。必须坚持"社会效益第一，患者利益第一"的原则。

（4）以人为本：护理管理的对象包括人、财、物等许多内容，最核心的是人。"以人为本"是现代医院管理的根本原则，所谓"以人为本"的护理管理，是指在管理过程中以护理人员为出发点和中心，围绕激发和调动其主动性、积极性、创造性展开的，以实现护理人员与医院共同发展的一系列管理活动。护理人员是医院管理的客体，也是医院实施护理服务的主体。促进护理人员的发展才能从根本上促进护理服务质量的提高。在护理管理中注重"以人为本"，就应重视护理人员的价值，维护其尊严、权利，实施人性化管理，为其创造良好的工作和发展环境。

四、临终护理伦理

1.临终关怀

临终，在医学界中，是指临近死亡的生命过程。临终患者在接受治疗性或姑息性治疗后，病情仍然继续恶化，尽管意识还清醒，然而各种征象已显示生命即将完结。临终关怀（hospice care）指由医生、护理人员、心理学家、社会工作者、宗教人员和志愿者等多学科、多方面人员组成的团队提供的对晚期患者及其家属的全面照护，其宗旨是使晚期患者的生命质量得到提高，能够无痛苦、舒适、安详和有尊严地走完人生的最后旅程；同时，使晚期患者家属的身心健康得到保护和增强。临终阶段，以治愈为主的治疗转为以对症疗法为主的照料，患者的生活几乎靠护理人员昼夜地护理。护理人员是临终护理的重要角色。

2.临终护理伦理原则

（1）尊重临终患者的权利。临终患者虽已进入临终期，但只要他没有进入昏迷状态，他仍然有思维、情感，仍有自主权和维护个人利益的权利。所以，护理人员要尊重和维护临终患者的权利和利益。尊重临终患者的自主权，如尊重患者参与自我决策的权利，尊重晚期患者及其家属的宗教信仰，尊重其合理选择、满足其合理要求。维护患者的各项权利，工作人员应懂得临终患者和其他患者一样，也具有平等医疗权、知情同意权、获得医疗信息权、要求隐私保密权等；当临终患者意识清醒、能够自己行使权利时，医护人员要尊重患者的选择。

（2）提高临终患者的生活质量。尽管即将死亡是临终患者不可改变的事实，但是临终患者也有生活，只不过是一种特殊类型的生活。正确认识、识别临终患者正在经历的心理时期，帮助和疏导临终患者正确面对死亡，提高临终患者的生活质量是临终护理的目标之一。及时为患者做好生活护理，心理护理、控制疼痛，给患者提供一个安静、舒适、整洁的环境。尊重患者的生活习惯，当患者尚能够自理时，应尽量帮助他们实现自我护理，以增加其自主生活的乐趣，提高生活质量。

（3）尊重临终患者的人格。维护其尊严：患者的个人尊严不应该因为生命的即将结束或已经结束而被剥夺，无论患者是否还有意识，都要像对待其他患者一样维护其尊严。临终关怀的先驱桑德斯博士曾经有过这样一段讲话："你是重要的。因为你是你，直到你活到最后一刻仍是那样重要。我们会尽一切努力帮助你安详逝去，但也尽一切努力令你活到最后一刻。"尊重临终患者的生命，只要患者存活一天，其生命就有价值，就要竭力做好照护工作。

（4）重视临终患者家属，耐心服务。患者家属面对亲人处于濒死状态、经历着丧亲之痛，处于心理的应激时期。护理人员要理解患者家属此时的心情，只要是合理的要求、能办到的，应尽可能给予满足。尽心尽责照顾好患者，让患者家属放心。对于未成年或成年但无意识患者的医疗，应重视患者家属的意愿。

五、精神科患者的护理伦理

1.精神科患者的特点

精神科患者是一个特殊的群体，患者的精神活动失调、紊乱，丧失自知力和自制力。在护理精神科患者时，护理人员除了要具备精神科患者的护理知识和技能，更需要具有高尚的道德品质。

2.精神科患者的护理伦理原则

（1）尊重患者：1977 年第六届世界精神病学大会一致通过的《夏威夷宣言》中指出："把精神错乱的人作为一个人来尊重，是我们最高的道德责任和医疗义务。"尊重患者的人格和权利，不能因精神科患者由于病态思维导致的异常举止、粗暴行为而忽视对患者人格的尊重。对患者的合理、正当要求应尽量给予满足；对需要患者配合治疗的措施应尽量给予解释，讲道理；不轻易约束患者，除非治疗需要。

（2）隐私保密：世界医学会《日内瓦宣言》（修订版）中规定："我会尊重病人告诉我的一切秘密，即使病人已经死去。"保护患者隐私是任何患者都享有的权利，精神科患者也不例外。精神科患者病情复杂，由于治疗护理的需要，护理人员需要详细了解患者的个人经历、家庭情况、婚姻状况等诸多涉及个人隐私的资料。对患者的隐私保密是护理人员应当遵循的基本职业道德，是护患之间相互信任的基础，是对患者的尊重，也是对个人人格的尊重。违背了这一原则，会破坏护患之间的信任关系，更严重的是会影响患者的治疗护理和康复。

（3）宽容正直：精神科的患者由于思维情感的紊乱、行为失常，有的患者由于幻觉、妄想的驱使，可能发生言语不敬、毁物伤人的行为，此时护理人员应该保持头脑冷静，提醒自己，他们是患者，其言行都是疾病所致，不可冲动回击，要做到打不还手，骂不还口。这才是宽容正直的道德境界。

六、传染科患者的护理伦理

1.传染科患者的特点

传染科患者心理负担重，除了担心疾病恢复及预后，还担心亲人、朋友、社会对自己的看法。陌生的住院环境及隔离治疗可能会带给患者孤独感、自卑感。传染科患者大多需要不同种类的隔离治疗，消毒隔离的规章制度除了需要监督护理人员严格遵守外，还需要患者及其家属的配合，这给病房的管理带来了较高的要求。传染科护理人员时刻接触传染病患者，尽管有消毒隔离措施，但是受感染的机会仍高于其他科室，这就要求护理人员具备无私奉献的高尚道德情操。

2.传染科患者的护理伦理原则

（1）认真负责：这里的每一个患者都是传染源，护理人员必须严格执行消毒隔离措施，以科学的、严谨的态度实施预防、消毒隔离和护理。不能有一丝马虎，既是对自己负责，更是对其他患者及社会负责。

（2）无私奉献：唐代孙思邈之《大医精诚》，被誉为是"东方的希波克拉底誓言"。它指出作为一名优秀的医务人员，不仅要有精湛的医疗技术，还要拥有良好的医德。"凡大医治病，必当安神定志，无欲无求，先发大慈恻隐之心，誓愿普救含灵之苦……不得瞻前顾后，自虑吉凶，护惜身命"。在2003年抗击非典型肺炎、2008年汶川地震、1998抗击洪水时，那些无私无畏、冲锋在前的医务人员用自己的实际行动、用生命诠释了何为"大医精诚"，何为"无私奉献"。

（3）尊重患者：尊重患者。例如，护理人员不能歧视、疏远患AIDS的患者，不管患者患的什么疾病，为何患该病，都应该一视同仁，给予无私的照护，这是作为一名护理人员应该具备的道德情操。

第六节　护理科研伦理

一、护理科研

护理科研是用科学的方法反复地探索、回答和解决护理领域的问题，直接或间接地指导护理实践的过程，是提高人的生命质量和价值的一种护理实践活动。护理科研同其他科学研究一样，除了具有探索性和创新性等一般特点，还具有实用性、复杂性、多学科性的特点。

1.实用性

护理行业的服务性特点及以患者为中心护理模式的发展，决定着护理研究的最终目的是能够提高护理服务质量，促进患者健康；研究起点始于患者，最终成果又用于患者，而人不仅具有生物学属性，更具有众多的社会属性，因此护理研究不能用单纯的生物医学规律、模式去推理分析，还必须用心理学、社会学的规律去说明，一切要从患者的实际出发，而又实际运用于患者。

2.复杂性

护理科研的研究对象是人，而人是生物学属性和社会属性的统一体。护理科研除了需要有护理学的知识外，还必须运用心理学、社会学等许多人文领域的学科知识进行综合分析研究。同时，人体在躯体上、心理上的差异较大，所处的环境、条件也不同，致使我们在一个患者或一种疾病上总结的经验不能应用于每一个患者或每一种疾病上。这就要求研究工作必须对这些差异进行严谨的分析，采用科学的方法总结概括。另外，护理科研很少能在实验室进行，研究直接涉及患者，必须遵守伦理原则，所以很多科研干预都无法实施，而是以调查分析、总结经验为主。

3.多学科性

随着医学模式及整体护理模式的发展，社会对医疗护理要求的不断提升，学科发展的相互渗透，无论是在理论上还是在实践上，护理的概念、内容、要求都发生着很大变化。护理科研日益丰富与深入，与医学、人文相关学科的交叉研究日益增多。

二、护理科研伦理原则

护理科研伦理是科研工作者的行动指南，是保证护理科研沿着健康方向发展的重要条件。护理科研应遵循的伦理原则如下。

1.科研动机端正

1996年国际护士节主题为"通过护理科研促进健康"，护理科研是为了提高护理服务水平，改善护理服务质量，归根结底，其目的就是维护和促进人民群众的身心健康。如果护理科研不是为了上述目的，而是为了个人或小集体的名和利，就违背了护理科研的伦理原则，是决不允许的。

2.实事求是

"尊重科学、实事求是"是护理科研最基本的准则。任何护理科研项目，它的每一个步骤、每一个数据都应该尊重事实，只有这样才能保证科研的意义，才能达到探索护理科学真谛的目的。"失之毫厘，谬以千里"，科研容不得半点虚假，历史的教训告诉我们，对科研数据、材料的任何有意无意地歪曲、篡改、捏造都是弄虚作假的行为，严重违背了护理科研伦理，最终导致的就是使人民的生命健康受到威胁。坚持实事求是，还应该诚实守信，尊重同行的科研成果，坚决杜绝剽窃行为，对参考别人成果或文献时，应该表明出处。

3.团结协作

科学包括护理科学都是人类共同的事业和财富，任何一个重大的科研工程、项目及其突破都是集体努力的结果。护理科研的复杂性、艰巨性、多学科性决定了仅靠个人努力，科研工作很难顺利开展。科研工作者只有坚持团队合作、相互支持、相互帮助，才能不断捉高护理科研水平。

三、人体研究护理伦理的相关原则

人体研究，通常是指直接以人的活体作为受试对象，用科学的实验方法，有控制地对受试对象进行观察和研究，以判断假说真理性的实践活动。其中受试者既可能是患者，也可能是健康人。医学的进步与人体研究密不可分，为了促进人类健康，必须进行人体研究。但是，人体研究要符合科学的规律与伦理要求，才能避免给人类带来风险与损害。近几十年来，人体研究中保护受试者的权益越来越受到重视，当人成为研究对象时，其研究方案必须经过伦理委员会的仔细审查，以确保研究对象的权益能够得到最大的保护、避免伤害。目前，严重违反护理伦理的研究已不多见，但是如果研究者缺乏护理研究的伦理知识，就容易出现研究设计违背护理伦理的情形。《纽伦堡法典》（the Nuremberg Code）是第二次世界大战后提出的第一个人体试验的国际性伦理法则。1964 年世界医学会提出的《赫尔辛基宣言》是关于人体试验的第二个国际文件，比《纽伦堡法典》更加全面、具体和完善。1993 年，国际医学科学组织委员会（CIOMS）制定了《人体生物医学研究国际道德指南》（International Ethical Guidelines for Biomedical Research Involving Subjects），2002 年 8 月曾给予修订，该准则遵守《赫尔辛基宣言》，同时，对涉及人类为受试者生物医学研究做了更为明确的规定。

四、人体研究护理伦理的考虑重点

1.知情同意原则

案例：护士/患者在病房的对话。

护士：我们正在研究这种护理方法对您这种手术后康复的影响，您愿意参加吗？

患者：好啊，收费吗？

护士：不收费，您同意了就请在《知情同意书》上签字。

从护理伦理的角度来看，这个案例存在的伦理问题主要是：护士没有向患者详细说明可能发生的各种不良反应及患者参加研究的利益和风险，没有向患者说明其享有的权利，拒绝和随时退出该研究，没有向患者承诺科研资料的保密性。

护理研究的知情同意是指研究对象有权知道关于研究的信息，并且充分理解这些信息，而且可以自由选择是否参与或退出研究。从完整意义上来说知情同意权包括了解权、被告知权、拒绝权和同意权，是患者充分行使自主权的前提和基础。《赫尔辛基宣言》指出：参加研究的对象必须是自愿的，了解研究项目的情况。《人体生物医学研究国际道德指南》也指出：对于所有的人体生物医学研究，研究者必须获得受试者的知情同意……免除知情同意被认为是不寻常的和例外的，在任何情况下都必须经伦理审查委员会批准。为了让研究对象在充分了解的情况下作出选择，研究者应该给予详细说明，包括研究的目的、方法、经费来源、任何可能的利益冲突、研究者所属机构、研究的预期收益，以及潜在的风险和可能伴随的不便。在确信研究对象已了解研究情况后，研究者才能获取研究对象的知情同意书。

2.隐私保密原则

隐私保密，具体来说就是研究对象享有隐私权、匿名权、保密权。研究者必须采取有效措施保护受试者研究数据的机密。《人体生物医学研究国际道德指南》指出：研究对象应被告知研究者须保守机密及机密泄露的可能后果，其权利受到法律和其他规定的限制。

3.避免伤害原则

在人体研究中，应该优先考虑研究对象的健康，其次才考虑科学和社会收益。研究对象有免于受伤害权，保护研究对象免于受到伤害是研究者的主要责任。每个涉及人体对象的研究项目的潜在风险都必须经过评估，凡是可能会对研究对象造成伤害的措施，都应避免。

第二章 心内科疾病护理

第一节 原发性高血压

原发性高血压的病因复杂，不是单个因素引起的，与遗传有密切关系，是环境因素与遗传相互作用的结果。要诊断高血压，必须根据患者与血压对照规定的高血压标准，在未服降压药的情况下，测两次或两次以上非同日多次重复的血压所得的平均值为依据，偶然测得一次血压增高不能诊断为高血压，必须重复和进一步观察。测得高血压时，要做相应的检查以排除继发性高血压，若患者是继发性高血压，未明确病因即当成原发性高血压而长期给予降压治疗，不但疗效差，而且原发性疾病严重发作常可危及生命。

一、一般表现

原发性高血压通常起病缓慢，早期常无症状，可以多年自觉良好而偶于体格检查时发现血压升高，少数患者则在发生心、脑、肾等并发症后才被发现。高血压患者可有头痛、眩晕、气急、疲劳、心悸、耳鸣等症状，但并不一定与血压水平成正比。往往是在患者得知患有高血压后才注意到。

高血压病初期只是在精神紧张、情绪波动后血压暂时升高，随后可恢复正常，以后血压升高逐渐趋于明显而持久，但一天之内白昼与夜间血压水平仍可有明显的差异。

高血压病后期的临床表现常与心、脑、肾功能不全或器官并发症有关。

二、实验室检查

（1）为了原发性高血压的诊断、了解靶器官（主要指心、脑、肾、血管）的功能状态并指导正确选择药物治疗，必须进行下列实验室检查：血尿常规、肾功能、血尿酸、脂质、糖、电解质、心电图、胸部 X 线和眼底检查。早期患者上述检查可无特殊异常，后期高血压患者可出现尿蛋白增多及尿常规异常，肾功能减退，胸部 X 线可见主动脉弓迂曲延长、左心室增大，心电图可见左心室肥大劳损。部分患者可伴有血清总胆固醇、甘油三酯、低密度脂蛋白胆固醇的增高和高密度脂蛋白胆固醇的降低，亦常有血糖或尿酸水平增高。目前认为，上述生化异常可能与原发性高血压的发病机制有一定的内在联系。

（2）眼底检查有助于对高血压严重程度的了解，眼底分级法标准如下：Ⅰ级，视网膜动脉变细、反光增强；Ⅱ级，视网膜动脉狭窄、动静脉交叉压迫；Ⅲ级，上述血管病变基础上有眼底出血、棉絮状渗出；Ⅳ级，上述基础上出现视神经乳头水肿。大多数患者仅为Ⅰ、Ⅱ级变化。

（3）动态血压监测（ABPM）与通常血压测量不同，动态血压监测是由仪器自动定时测量血压，可每隔 15～30 min 自动测压（时间间隔可调节），连续 24 h 或更长。可测定白昼与夜间各时间段血压的平均值和离散度，能较敏感、客观地反映实际血压水平。

正常人血压呈明显的昼夜波动，动态血压曲线呈双峰一谷，即夜间血压最低，清晨起床活动后血压迅速升高，在上午 6～10 时及下午 4～8 时各有一高峰，继之缓慢下降。中轻度高血压患者血压昼夜波动曲线与正常类似，但血压水平较高。早晨血压升高可伴有血儿茶酚胺浓度升高，血小板聚集增加及纤溶活性增高会变化，可能与早晨较多发生心脑血管急性事件有关。

血压变异性和血压昼夜节律与靶器官损害及预后有较密切的关系，即伴明显靶器官损害或严重高血压患者其血压的昼夜节律可消失。

目前尚无统一的动态血压正常值，但可参照采用以下正常上限标准：24 h 平均血压值＜17.33/10.66 kPa，白昼均值＜18/11.33 kPa，夜间＜16.66/10 kPa。夜间血压均值比白昼降低＞10%，如降低不及 10%，可认为血压昼夜节律消失。

动态血压监测可用于诊断"白大衣性高血压"，即在诊所内血压升高，而诊所外血压正常；判断高血压的严重程度，了解其血压变异性和血压昼夜节律；指导降压治疗和评价降压药物疗效；诊断发作性高血压或低血压。

三、原发性高血压危险度的分层

原发性高血压的严重程度并不单纯与血压升高的水平有关，必须结合患者总的心血管疾病危险因素及合并的靶器官损害作全面的评价，治疗目标及预后判断也必须以此为基础。心血管疾病危险因素包括吸烟、高脂血症、糖尿病、年龄＞60岁、男性或绝经后女性、心血管疾病家族史（发病年龄女性＜65岁，男性＜55岁）。靶器官损害及合并的临床疾病包括心脏疾病（左心室肥大、心绞痛、心肌梗死、既往曾接受冠状动脉旁路手术、心力衰竭），脑血管疾病（脑卒中或短暂性脑缺血发作），肾脏疾病（蛋白尿或血肌酐升高），周围动脉疾病，高血压视网膜病变（大于等于III级）。危险度的分层是把血压水平和危险因素及合并的器官受损情况相结合分为低、中、高和极高危险组。治疗时不仅要考虑降压，还要考虑危险因素及靶器官损害的预防及逆转。

低度危险组：高血压1级，不伴有上列危险因素，治疗以改善生活方式为主，如6个月后无效，再给予药物治疗。

中度危险组：高血压1级伴12个危险因素或高血压2级不伴有或伴有不超过2个危险因素者。治疗除改善生活方式外，给予药物治疗。

高度危险组：高血压1～2级伴至少3个危险因素者，必须给予药物治疗。

极高危险组：高血压3级或高血压1～2级伴靶器官损害及相关的临床疾病者（包括糖尿病），必须尽快给予强化治疗。

四、临床类型

原发性高血压大多起病及进展均缓慢，病程可长达十余年至数十年，症状轻微，逐渐导致靶器官损害。但少数患者可表现为急进重危，或具特殊表现而构成不同的临床类型。

（一）高血压急症

高血压急症，是指高血压患者血压显著地或急剧地升高[收缩压＞26.66 kPa

（200 mmHg），舒张压＞17.33 kPa（130 mmHg）]，常同时伴有心、脑、肾及视网膜等靶器官功能损害的一种严重危及生命的临床综合征，其舒张压＞18.67～20 kPa 和（或）收缩压＞29.33 kPa，无论有无症状，也应视为高血压急症。高血压急症包括高血压脑病、高血压危象、急进型高血压、恶性高血压，高血压合并颅内出血、急性冠状动脉功能不全、急性左心衰竭、主动脉夹层血肿以及子痫、嗜铬细胞瘤危象等。

（二）恶性高血压

1%～5%的中、重度高血压患者可发展为恶性高血压，其发病机制尚不清楚，可能与不及时治疗或治疗不当有关。病理上以肾小动脉纤维样坏死为突出特征。临床特点：①发病较急骤，多见于中、青年；②血压显著升高，舒张压持续＞17.33 kPa（130 mmHg）；③头痛、视力模糊、眼底出血、渗出和视神经乳头水肿；④肾脏损害突出，表现为持续蛋白尿、血尿及管型尿，并可伴肾功能不全；⑤进展迅速，如不给予及时治疗，预后不佳，可死于肾衰竭、脑卒中或心力衰竭。

（三）高血压危重症

1.高血压危象

在高血压病程中，由于周围血管阻力的突然上升，血压明显升高，出现头痛、烦躁、眩晕、恶心、呕吐、心悸、气急及视力模糊等症状。伴靶器官病变者可出现心绞痛、肺水肿或高血压脑病。血压以收缩压显著升高为主，也可伴舒张压升高。发作一般历时短暂、控制血压后病情可迅速好转；但易复发。危象发作时交感神经活动亢进，血中儿茶酚胺升高。

2.高血压脑病

高血压脑病，是指在高血压病程中发生急性脑血液循环障碍，引起脑水肿和颅内压增高而产生的临床征象。发生机制可能为过高的血压突破了脑血管的自身调节机制，导致脑灌注过多，液体渗入脑血管周围组织，引起脑水肿。临床表现有严重头痛、呕吐、神志改变，较轻者可仅有烦躁、意识模糊，严重者可发生抽搐、昏迷。

（四）急进型高血压

急进型高血压占高血压患者的 1%～8%，多见于年轻人，男性居多。临床特点：①收缩压、舒张压均持续升高，舒张压常持续≥17.3 kPa（130 mmHg），很少有波动；②症状多而明显进行性加重，有一些患者高血压是缓慢病程，但以后突然迅速发展，血压显著升高；③出现严重的内脏器官的损害，常在 1～2 年内发生心、脑、肾损害和视网膜病变，出现脑卒中、心肌梗死、心力衰竭、尿毒症及视网膜病变（眼底Ⅲ级以上改变）。

（五）缓进型高血压

这种类型占 95%以上，临床上又称为良性高血压。因其起病隐匿，病情发展缓慢，病程较长，可达数十年，多见于中老年人。临床表现：①早期可无任何明显症状，仅有轻度头痛或不适，休息之后可自行缓解。偶测血压时才发现高血压；②逐渐发展，患者表现为头痛、头晕、失眠、乏力、记忆力减退等症状，血压也随着病情发展逐步升高并趋向持续性，波动幅度也随之减小并伴随心、脑、肾等器官的器质性损害。

此型高血压病由于病程长，早期症状不明显所以患者容易忽视其治疗，思想上不重视，不能坚持服药，最终造成不可逆的器官损害，危及生命。

（六）老年人高血压

年龄超过 60 岁达高血压诊断标准者即为老年人高血压。临床特点：①半数以上以收缩压为主，即单纯收缩期高血压（收缩压＞18.66 kPa；舒张压＜12 kPa），此与老年人大动脉弹性减退、顺应性下降有关，使脉压增大。流行病资料显示，单纯收缩压的升高也是心血管病致死的重要危险因素。②部分老年人高血压是由中年原发性高血压延续而来，属收缩压和舒张压均增高的混合型。③老年人高血压患者心、脑、肾器官常有不同程度损害，靶器官并发症如脑卒中、心衰、心肌梗死和肾功能不全较为常见。④老年人压力感受路敏感性减退；对血压的调节功能降低、易造成血压波动及直立性低血压，尤其是在使用降压药物治疗时要密切观察。老年人选用高血压药物时宜选用平和、缓慢的制剂，如利尿剂和长效钙拮抗剂及血管紧张素转化酶抑制剂（ACEI）等；

常规给予抗凝剂治疗；定期测量血压以予调整剂量。

（七）难治性高血压

难治性高血压又称顽固性或有抵抗性的高血压。临床特点：①治疗前血压≥24/15.32 kPa，经过充分的、合理的、联合应用 3 种药物（包括利尿剂），血压仍不能降至 21.33/7.5 kPa 以下。②治疗前血压＜24/15.33 kPa，而适当的三联药物治疗仍不能达到：血压＜18.66/12 kPa，则被认为是难治性高血压。③对于老年单纯收缩期高血压，如治疗前收缩压＞26.66 kPa，经三联治疗，收缩压不能降至 22.66 kPa 以下，或治疗前收缩压 21.33～26.66 kPa，而治疗后不能降至 21.33 kPa 以下及至少低 1.33 kPa，亦称为难治性高血压。充分合理的治疗应包括至少 3 种不同药理作用的药物，包括利尿剂并加之以下两种：β受体阻滞剂，直接的血管扩张药，钙拮抗剂或血管紧张素转化酶抑制剂。应当说明的是，并不是所有严重的高血压都是难治性高血压，也不是难治性高血压都是严重高血压。

诊断难治性高血压应排除假性高血压及白大衣高血压，并排除继发性高血压，如嗜铬细胞瘤、原发性醛固酮增生症、肾血管性高血压等；中年或老年患者过去有效的治疗以后变得无效，则强烈提示肾动脉硬化及狭窄，肾动脉造影可确定诊断肾血管再建术可能是降低血压的唯一有效方法。

难治性高血压的主要原因可能有以下几种：①患者的依从性不好，即患者没有按医师的医嘱服药，这可能是最主要的原因。依从性不好的原因可能是药物方案复杂或服药次数频繁，患者未认识到控制好血压的重要性，药物费用及不良反应等。②患者食盐量过高（＞5 g/d），或继续饮酒，体重控制不理想。应特别注意来自加工食品中的盐，如咸菜、罐头、腊肉、香肠、酱油、酱制品、咸鱼、豆制品等，应劝说患者戒烟、减肥，肥胖者减少热量摄入量。③医生不愿使用利尿药或使用多种作用机制相同的药物。④药物相互作用，如阿司匹林或固醇类消炎药因抑制前列腺素合成而干扰高血压的控制，拟交感胺类可使血压升高，麻黄碱、口服避孕药、雄性激素、过多的甲状腺素、糖皮质激素等可使血压升高或加剧原先的高血压；考来烯胺（消胆胺）可妨碍抗高血压药物的经肠道吸收。三环类抗忧郁药，苯异丙胺、抗组织胺、单胺氧化酶抑制剂及可卡因干扰胍乙啶的药理作用。

（八）儿童高血压

关于儿童高血压的诊断标准尚未统一，如 WHO 规定：13 岁以上正常上限为 18.66/12 kPa，13 岁以下则为 18/11.33 kPa。《实用儿科学》中规定：8 岁以下舒张压＞10.66 kPa，8 岁以上＞12 kPa；或收缩压＞16 kPa 与舒张压＞10.66 kPa 为高血压。儿童血压测量方法与成年人有所不同：①舒张压以 Korotkoff 第四音为准。②根据美国心脏病协会规定，使用袖带的宽度为：1 岁以下为 2.5cm，1～4 岁为 5～6 cm，5～8 岁为 8～9 cm，成人为 12.5cm，否则将会低估或高估血压的高度。诊断儿童高血压应十分慎重，特别是轻度高血压者应加强随访。一经确诊为儿童高血压后，首先除外继发性高血压。继发性高血压中最常见的病因是肾脏疾病，其次是肾动脉血栓、肾动脉狭窄、先天性肾动脉异常、主动脉缩窄、嗜铬细胞瘤等。

临床特点：①5%的患者有高血压的家族史；②早期一般无明显症状，部分患者可有头痛，尤在剧烈运动时易发生；③超体重肥胖者达 50%；④平素心动过速，心前区搏动明显，呈现高动力循环状态；⑤尿儿茶酚胺水平升高，尿缓激肽水平降低，血浆肾素活性轻度升高，交感神经活性增高；⑥对高血压的耐受力强，一般不引起心、肾、脑及眼底的损害。

（九）青少年高血压

青少年时期高血压的研究已越来越被人们重视。大量调查发现，青少年原发性高血压起源于儿童期，并认为青少年高血压与成人高血压及并发症有密切关系，同儿童期高血压病因相似，常见于继发性高血压，在青春期继发性高血压病例中，肾脏疾病仍然是主要的病因。大量的调查发现青少年血压与年龄有直接相关，青少年高血压诊断标准在不同时间（每次间隔 3 个月以上）3 次测量坐位血压，收缩压和（或）舒张压高于 95 以上可诊断为高血压。

（十）精神紧张性高血压

交感神经系统在发病中起着重要作用。交感神经系统活性增强可导致：①血浆容量减少，血小板聚集，因而易诱发血栓形成；②激活肾素-血管紧张素系统，再加上儿茶酚胺的作用，引起左心室肥厚的血管肥厚，肥厚的血管更易引起血管痉挛；③副交感神经系统活性较低和交感神经系统活性增强，是易引起心律失常、心动过速的因素；④降低骨骼肌对胰岛素的敏感性，其主要机制为：在紧急情况下，交感神经系统活性增高引起血管收缩，导致运输至肌肉的葡萄糖减少；去甲肾上腺素刺激β受体也可引起胰岛素耐受，持续的交感神经系统还可以造成肌肉纤维类型由胰岛素耐受性慢收缩纤维转变成胰岛素耐受性快收缩纤维，这些变化可致血浆胰岛素浓度水平升高，并促进动脉粥样硬化。

（十一）白大衣性高血压

白大衣性高血压（WCH）是指在诊疗单位内血压升高，但在诊疗单位外血压正常。有人估计，在高血压患者中，有20%～30%为白大衣性高血压，故近年来提出患者自我血压监测（HBPM）。HBPM有下列好处：①能更全面更准确地反映患者的血压；②没有"白大衣效应"；③提高患者服药治疗和改变生活方式的顺从性；④无观察者的偏倚现象。自测血压可使用水银柱血压计，亦可使用动态血压监测（ABPM）的方法进行判断。有人认为"白大衣性高血压"也应予以重视，它可能是早期高血压的表现之一。我国目前的参考诊断标准为WCH患者诊室收缩压＞21.33 kPa和（或）舒张压＞12 kPa，并且白昼动态血压收缩压＜18 kPa，舒张压＜10.66 kPa，这还需要经过临床的验证和评价。

"白大衣性高血压"多见于女性、年轻人、体型瘦以及诊所血压升高、病程较短者。在这类患者中，规律性地反复出现的应激方式，如上班工作，不会引起血压升高。ABPM有助于诊断"白大衣性高血压"，其确切的自然史与预后还不是很清楚。

（十二）应激状态

偏快的心率是处于应激状态的一个标志，心动过速是交感神经活性增高的一个可靠指标,同时是心血管病病亡率的一个独立危险因素。心率增快与血压升高、胆固醇升高、甘油三酯升高、血细胞比容升高、体重指数升高、胰岛素抵抗、血糖升高、高密度脂蛋白-胆固醇降低等密切相关。

（十三）夜间高血压

24 h 动态血压监测发现部分患者的血压正常节律消失,夜间收缩压或舒张压的降低小于日间血压平均值的 10%,甚至夜间血压反高于日间血压。夜间高血压常见于某些继发性高血压（如嗜铬细胞瘤、原发性醛固酮增多症、肾性高血压）、恶性高血压和合并心肌梗死、脑卒中的原发性高血压。夜间高血压的产生机制与神经内分泌正常节律障碍、夜间上呼吸道阻塞、换气过低和睡眠觉醒有关,其主要症状是响而不规则地打鼾、夜间呼吸暂停及日间疲乏和嗜睡。这些患者常伴有超重,易发生脑卒中、心肌梗死、心律失常和猝死。

（十四）肥胖型高血压

肥胖者易患高血压,其发病因素是多方面的,伴随的危险因素越多,则预后越差。本型高血压患者心、肾、脑、肺功能均较无肥胖者更易受损害,且合并糖尿病、高脂血症、高尿酸血症者多,患冠心病、心力衰竭、肾功能障碍者明显增加。

（十五）夜间低血压性高血压

夜间低血压性高血压是指日间为高血压（特别是老年收缩期性高血压）,夜间血压过度降低,即夜间较日间血压低,超过 20%。其发病机制与血压调节异常、血压节律改变有关。该型高血压易发生腔隙性脑梗死,可能与夜间脑供血不足、高凝状态有关。治疗期间应注意避免睡前使用降压药（尤其是能使夜间血压明显降低的药物）。

（十六）顽固性高血压

顽固性高血压,是指高血压患者服用 3 种以上的不同作用机制的全剂量降压药物,测量血压仍不能控制在 18.66/12.66 kPa 以下或舒张压（DBP）≥13.33 kPa,老年患者血压仍＞21.33/12 kPa,或收缩压（SBP）不能降至 18.66 kPa 以下。顽固性高血压的原因:①治疗不当。应采用不同机制的降压药物联合应用。②对药物的不能耐受。由于降压药物引起不良反应；而中断用药，常不服药或间断服药，造成顺应性差。③继发性高血压。当患者血压明显升高并对多种治疗药物呈抵抗状态的，应考虑排除继发因素。常见肾动脉狭窄、肾动脉粥样斑块形成、肾上腺疾病等。④精神因素。工作繁忙造成白天血压升高，夜间睡眠时血压正常。⑤过度摄钠。尤其是在高血压人群中，约占50%的盐敏感性高血压，如老年患者和肾功能减退者，盐摄入量过高更易发生顽固性高血压，而低钠饮食可改善其对药物的抵抗性。

五、护理评估

（一）病史

应注意询问患者有无高血压家族史、个性特征、职业、人际关系、环境中有无引发本病的应激因素，生活与饮食习惯、烟酒嗜好，有无肥胖、心脏病、肾病、糖尿病、高脂血症、痛风、支气管哮喘等病史及用药情况。

（二）身体状况

高血压病根据起病和病情进展缓急分为缓进型和急进型两类，前者多见，后者占高血压病的1%～5%。

1.一般表现

缓进型原发性高血压起病隐匿，病程进展缓慢，早期多无症状，偶在体格检查时发现血压升高，少数患者在发生心、脑、肾等并发症后才被发现。高血压患者可在精神紧张、情绪激动或劳累后有头晕、头痛、眼花、耳鸣、失眠、乏力、注意力不集中等症状，但症状与血压增高程度并不一定一致。

患者血压随季节、昼夜、情绪等因素有较大波动，表现为冬季较夏季高、清晨较夜间高、激动时较平静时高等特点。体格检查时可听到主动脉瓣区第二心音亢进、主动脉瓣区收缩期杂音，少数患者在颈部或腹部可听到血管杂音。长期持续高血压可引起左心室肥厚。

高血压病早期血压仅暂时升高，去除原因和休息后可恢复，称为波动性高血压阶段。随病情进展，血压呈持久增高，并有脏器受损表现。

2.并发症

主要表现为心、脑、肾等重要器官发生器质性损害和功能性障碍。

（1）心脏。血压长期升高，增加了左心室的负担。左心室因代偿而心肌肥厚，继而扩张，形成高血压性心脏病。在心功能代偿期，除有劳累性心悸外，其他症状不明显。心功能失代偿时，则表现为心力衰竭。由于高血压后期可并发动脉粥样硬化，故部分患者可并发冠心病，发生心绞痛、心肌梗死。

（2）脑。重要的脑血管病变表现有一时性（间歇性）脑血管痉挛：可使脑组织缺血，产生头痛、一时性失语、失明、肢体活动不灵或偏瘫。可持续数分钟至数日，一般在24h内恢复。脑出血：一般在紧张的体力或脑力劳动时容易发生。例如，情绪激动、搬重物等时突然发生。其临床表现因出血部位不同而异，最常见的部位在脑基底节豆状核，故常损及内囊，又称内囊出血。其主要表现为突然摔倒，迅速昏迷，头、眼转向出血病灶的同侧，出血病灶对侧的"三偏"症状，即偏瘫、偏身感觉障碍和同侧偏盲。呼吸深沉而有鼾声，大小便失禁。瘫痪肢体开始完全弛缓，腱反射常引不出。数日后瘫痪肢体肌张力增高，反射亢进，出现病理反射。脑动脉血栓形成：多在休息睡眠时发生，常先有头晕、失语、肢体麻木等症状，然后逐渐发生偏瘫，一般无昏迷。随病情进展，可发生昏迷甚至死亡。上述脑血管病变的表现，中医学统称为"中风"或"卒中"，现代医学统称为"脑血管意外"。高血压脑病：高血压脑病是指脑小动脉发生持久而严重的痉挛、脑循环发生急性障碍，导致脑水肿和颅内压增高，可发生于急进型或严重的缓进型高血压病患者。表现为血压持续升高，常超过26.7/16.0 kPa（200/120 mmHg），剧烈头痛、恶心、呕吐、眩晕、抽搐、视力模糊、意识障碍，直至昏迷。发作可短至数分钟，长者可达数小时或数日。

（3）肾的表现。长期高血压可致肾小动脉硬化，当肾功能代偿时，临床上无明显肾功能不全表现。当肾功能转入失代偿期时，可出现多尿、夜尿增多、口渴、多饮，提示肾浓缩功能减低，尿比重固定在1.010左右，称为等渗尿。当肾功能衰退时，可发展为尿毒症，血中肌酐、尿素氮增高。

（4）眼底视网膜血管改变。目前我国采用 Keith-Wegener 4 级眼底分级法。Ⅰ级，视网膜动脉变细；Ⅱ级，视网膜动脉狭窄，动脉交叉压迫；Ⅲ级，眼底出血或棉絮状渗出；Ⅳ级，视神经乳头水肿。眼底的改变可反映高血压的严重程度。

3.急进型高血压病

急进型高血压占高血压病的 1%左右，可由缓进型突然转变而来，也可起病即为急进型。多见于青年和中年。基本的临床表现与缓进型高血压病相似，但各种症状更为突出，具有病情严重、发展迅速、肾功能急剧恶化和视网膜病变（眼底出血、渗出、视神经乳头水肿）等特点。血压显著增高，舒张压持续在 17.3～18.6 kPa（130～140 mmHg）或更高，常于数月或 1～2 年内出现严重的心、脑、肾损害，最后常为尿毒症死亡，也可死于急性脑血管疾病或心力衰竭。经治疗后，少数病情亦可转稳定。

高血压危象：高血压危象是指短期内血压急剧升高的严重临床表现。它是在高血压的基础上，交感神经亢进致周围小动脉强烈痉挛，这是血压进一步升高的结果，常表现为剧烈头痛、神志改变、恶心、呕吐、心悸、呼吸困难等。收缩压可高达 34.7 kPa（260 mmHg），舒张压 16 kPa（120 mmHg）以上。

（三）实验室及其他检查

1.尿常规检查

尿常规可阴性或有少量蛋白和红细胞，急进型高血压患者尿中常有大量蛋白、红细胞和管型，肾功能减退时尿比重降低，尿浓缩和稀释功能减退，血中肌酐和尿素氮增高。

2.X 线检查

轻者主动脉迂曲延长或扩张，并发高血压性心脏病时，左心室增大，心脏至靴形样改变。

3.超声波检查

心脏受累时，二维超声显示：早期左心室壁搏动增强，第Ⅱ期多见室间隔肥厚，继则左心室后壁肥厚；左心房轻度扩大；超声多普勒于二尖瓣上可测出舒张期血流速度减慢，舒张末期速度增快。

4.心电图和心向量图检查

心脏受累的患者又可见左心室增厚或兼有劳损，P 波可增宽或有切凹，P 环振幅增大，特别终末向后电力更为明显。偶有心房颤动或其他心律失常。

5.血浆肾素活性和血管紧张素 II 浓度测定

二者可增高，正常或降低。

6.血浆心钠素浓度测定

心钠素浓度降低。

六、护理目标

（1）头痛减轻或消失。

（2）焦虑减轻或消失。

（3）血压维持在正常水平，未发生意外伤害。

（4）能建立良好的生活方式，合理膳食。

七、护理措施

（一）一般护理

（1）头痛、眩晕、视力模糊的患者应卧床休息，抬高床头，保证充足的睡眠。指导患者使用放松技术，如缓慢呼吸、心理训练、音乐治疗等，避免精神紧张、情绪激动和焦虑，保持情绪平稳。保持病室安静，减少声光刺激和探视，护理操作动作要轻巧并集中进行，少打扰患者。对因焦虑而影响睡眠的患者遵医嘱应用镇静剂。

（2）有氧运动可降压减肥、改善脏器功能、提高活动耐力、减轻胰岛素抵抗，指导轻症患者选择适当的运动，如慢跑、健身操、骑自行车、游泳等（避免竞技性、力量型的运动），一般每周 3～5 次，每次 30～40 min，出现头晕、心悸、气短、极度疲乏等症状时应立即停止运动。

（3）合理膳食，每日摄钠量不超过 6 g，减少热量、胆固醇、脂肪摄入，适当增加蛋白质，多吃蔬菜、水果，摄入足量的钾、镁、钙，避免过饱，戒烟酒及刺激性的饮料，可以降低血压，减轻体重，防止高血脂和动脉硬化，防止便秘，减轻心脏负荷。

（二）病情观察与护理

（1）注意神志、血压、心率、尿量、呼吸频率等生命体征的变化，每日定时测量并记录血压。血压有持续升高时，密切注意有无剧烈头痛、呕吐、心动过速、抽搐等高血压脑病和高血压危象的征象。出现上述现象时应给予患者氧气吸入，建立静脉通路，通知病危，准备各种抢救物品及急救药物，详细书写特别护理记录单；配合医师采取紧急抢救措施，快速降压、制止抽搐，以防脑血管疾病的发生。

（2）注意用药及观察：高血压患者服药后应注意观察服药反应，并根据病情轻重、血压的变化决定用药剂量与次数，详细做好记录。若有心、脑、肾严重并发症，则药物降压不宜过快，否则供血不足易发生危险。血压变化大时，要立即报告医师予以及时处理。要告诉患者按时服药及观察，忌乱用药或随意增减剂量与擅自停药。用降压药期间要经常测量血压并做好记录，以提供治疗参考，注意起床动作要缓慢，防止体位性低血压引起摔倒。用利尿剂降压时注意记录出入量，排尿多的患者应注意补充含钾高的食物和饮料，如玉米面、海带、蘑菇、枣、桃、香蕉、橘子汁等。用普纳洛尔（心得安）药物要逐渐减量、停药，避免突然停用引起心绞痛发作。

（3）患者如出现肢体麻木，活动欠灵或言语含混不清时，应警惕高血压并发脑血管疾病。对已有高血压心脏病者，要注意有无呼吸困难、水肿等心力衰竭表现；同时检查心率、心律有无心律失常的发生。观察尿量及尿的化验变化，以发现肾脏是否受累。发现上述并发症时，要协助医师相应的治疗及做好护理工作。

（4）高血压急症时，应迅速准确按医嘱给予降压药、脱水剂及镇痉药物，注意观察药物疗效及不良反应，严格按药物剂量调节滴速，以免血压骤降引起意外。

（5）出现脑血管意外、心力衰竭、肾衰竭者，应给予相应抢救配合。

八、健康教育

（1）向患者提供有关本病的治疗知识，注意休息和睡眠，避免劳累。

（2）同患者共同讨论改变生活方式的重要性，低盐、低脂、低胆固醇、低热量饮食，禁烟、酒及刺激性饮料。肥胖者节制饮食。

（3）教会患者进行自我心理平衡调整，自我控制活动量，保持良好的情绪，掌握劳逸适度，懂得愤怒会使舒张压升高，恐惧焦虑会使收缩压升高的道理，并竭力避免之。

（4）定期、准确、及时服药，定期复查。

（5）保持排便通畅，规律的性生活，避免婚外性行为。

（6）教会患者怎样测量血压及记录。让患者掌握药物的作用及不良反应，告诉患者不能突然停药。

（7）指导患者适当地进行运动，可增加患者的健康感觉和松弛紧张的情绪，增高HDL-C。推荐做渐进式的有氧运动，如散步、慢跑，也可打太极拳、练气功，避免举高重物及做等长运动（如举重、哑铃）。

第二节 高血压合并常见病

一、高血压合并脑卒中的护理要点

（一）生活起居护理

（1）外感风寒者，病室宜温暖，汗出时忌当风，恶风严重时，头部可用毛巾包裹或戴帽，以免复感外邪。

（2）阴虚阳亢者病室宜凉润通风，阳虚者病室宜温暖、阳光充足。

（3）眩晕发作时卧床休息，闭目养神，起坐下床动作要缓慢，尽量减少头部的活动，防止跌倒，协助其生活护理。坐椅、床铺避免晃动、摇动。

（4）神昏或脑卒中患者加强口腔、眼睛、皮肤及会阴的护理，用盐水或中药漱口液清洗口腔；眼睑不能闭合者，覆盖生理盐水湿纱布，并按医嘱滴眼药水或涂抹眼药膏；保持床单位清洁，定时为患者翻身拍背；尿失禁患者给予留置导尿。

（二）情志护理

（1）脑卒中患者多心肝火盛，易心烦易怒，可安抚鼓励患者，使其舒神开心，指导患者适当看一些哀伤电影、小说和怡心悦目的金色、杏色或白色的五行图片，听大自然的轻音乐，对应中医学的音乐疗法，五音调试可选角调如《碧叶烟云》，其音韵可清肝泻火、平肝清阳，可缓解头晕涨痛、烦躁易怒、失眠多梦等。

（2）合并郁证患者可用"喜疗法"，所谓"喜则气和志达，营卫通利"。指导患者看笑话集、喜剧以及红色、紫色、绿色等色彩鲜艳的五行图片，多交友谈心，听一些喜庆的音乐，如徵调《雨后彩虹》、角调的《春江花月夜》与宫调的《青花瓷》。还可运用中医学芳香治疗法，如选择柠檬可以轻度兴奋、缓解压力、减轻消沉和抑郁。

（三）饮食护理

（1）宜清淡、低盐低脂饮食，忌辛辣、肥甘厚味、咸食等，禁烟、浓茶、咖啡等。

（2）吞咽困难、饮水呛咳者，指导患者取平卧位喂食流质食物，取坐位或半卧位进食半流或固体食物。

（3）风痰上扰证应多食雪梨、橘子、杏仁、冰糖、萝卜等，忌食肥腻、公鸡肉等助痰生风的食物。

（4）肝阳上亢证宜食山楂、淡菜、紫菜、甲鱼、芹菜、海蜇、香菇等。

（5）痰湿中阻证可多食薏苡仁、红小豆、西瓜、冬瓜、玉米、竹笋等清热利湿的食物。

（6）气血两亏者应着重补益，如黑芝麻、胡桃肉、红枣、怀山药、羊肝、猪肾等。

（四）用药护理

（1）外感风寒者，中药宜热服，服药后可饮热粥或热汤以助药力；其他中药宜温服；恶心呕吐较重者，可少量多次频服，或舌上滴姜汁数滴。

（2）长期服药者，不可擅自骤然停药，以免引起病情反复。若停药一定要遵医嘱缓慢逐步减量，直至停药。注意观察药物引起的不良反应及注意事项。

（3）服降压药、利尿脱水药时，应观察血压变化，防止头晕，注意安全。

（五）病情观察

（1）严密观察神志、瞳孔、生命体征、汗出、肢体活动，大小便失禁、出入量等，防止脑疝及脱证的发生。

（2）观察疾病发作的时间、性质、程度、伴随症状、诱发因素等，做好实时记录。

（六）脑卒中的急症处理

（1）应就地处理，予吸氧，针刺人中、十宣、涌泉穴等紧急救治，遵医嘱使用降压药、脱水药或镇静药。

（2）脑卒中患者取头高脚低位，尽量避免搬动。保持呼吸道通畅，头转向一侧，除去义齿，清除口咽部分泌物，解开其衣领、衣扣、腰带，及时吸痰。使用压舌板、舌钳和牙垫防止舌后坠、舌咬伤、颊部咬伤。

（3）严重者应专人守护，注意安全，卧床设床档，防止坠床，必要时使用保护性约束，防止意外伤害。抽搐时切忌强拉、捆绑患者拘急挛缩的肢体，以免造成骨折。床旁备气管切开包、气管插管、呼吸机等急救用物。

（4）做好鼻饲、导尿的护理。

（七）健康指导

（1）起居：有常，劳逸有节，适寒温，防外感，保证充足睡眠，避免用脑过度，不宜长时间看书学习等。

（2）饮食：辨证施食。可多食健脑的食物，如灵芝、桂圆、核桃、蚕豆、动物的骨髓等。忌辛辣、肥甘厚味、咸食等，禁烟、浓茶、咖啡等。

（3）情志：顺其自然，为所当为。

（4）用药：遵医嘱用药，不可擅自停药和减量。

（5）康复：脑卒中患者常有肢体瘫痪、语言不利、吞咽困难等功能障碍。应根据患者的具体情况，指导其做被动或主动的肢体功能活动、语言训练及吞咽功能训练。运用针灸、推拿、按摩、理疗等治疗方法，帮助患者恢复功能。预防或减少失用性萎缩、失语等并发症的发生。注意患肢保暖防寒，保持肢体功能位置。

（6）强身：散步、打太极拳、做脑或颈保健操，以疏通经脉，调畅气血，濡养脑髓。

（7）定期复查，不适随诊。

二、高血压合并糖尿病的护理要点

（一）生活起居护理

（1）病室要保持整洁安静、光线柔和，室温在18℃～22℃，相对湿度在50%～70%为宜。

（2）根据患者具体情况选择运动疗法：如快步走、打太极拳、练八段锦、骑自行车等。时间安排在饭后1 h开始，每次持续20～30 min。以运动后脉搏在120次/分钟左右、不感到疲劳为宜。外出时携带糖果、饼干和水，以预防低血糖。

（3）指导患者注意个人卫生，保持全身和局部清洁，加强口腔、皮肤和阴部的清洁，做到勤换内衣。

（4）衣服鞋袜穿着要宽松，寒冷季节要注意四肢关节末端保暖。肢痛、肢麻者应避免局部刺激，可用乳香、当归、红花煎水熏洗，要注意温度，以免烫伤。

（5）注意保护足部，鞋袜不宜过紧，保持趾间干燥、清洁。经常检查有无外伤、鸡眼、水疱、趾甲异常等，并及时处理。剪趾甲时注意剪平，不要修剪过短。

（6）出现视物模糊者，应减少活动和外出时需有专人陪同。

（二）情志护理

（1）消渴患者多为肝失调畅，气机紊乱，应多与患者沟通，正确对待疾病，针对每个患者的病情和心理、性格特点，循循善诱，耐心开导，让患者保持乐观情绪，积极配合治疗。

（2）源于《黄帝内经》"形神合一""天人合一""悲哀愁忧则心动，心动则五脏六腑皆摇"。用五行音乐疗法，根据病情辨证施治：①上消：肺热津伤型用金调音带；②中消：胃热炽盛型用宫调音带；③下消：肾虚型用羽调音带。

（3）嘱患者选用情调悠然、节奏徐缓、旋律清逸高雅、风格隽秀的古典乐曲与轻音乐，如《烛影摇红》《平湖秋月》《春江花月夜》《江南好》以及平静舒缓、朴实自然的牧曲等，优美悦耳的音乐可改善糖尿病患者孤独、忧郁、烦恼、沮丧等不良情绪。

（4）嘱患者在室外可选择花园、湖畔以及依山傍水、绿树成荫之处。选择的环境使人精神愉快情绪稳定，从而加强治疗的效果。

（三）饮食护理

（1）计算标准体重，控制总热量。严格定时定量进餐，饮食搭配均匀。

（2）碳水化合物、蛋白质、脂肪分配比例分别占总热量的55%～65%，10%～15%，20%～25%。

（3）宜选用的食物：粗、杂粮、燕麦、玉米面和黄豆及其制品、新鲜蔬菜等；少吃的食物：奶油、动物油及内脏、芋头、莲藕、葵花籽等。

（4）禁食糖、烟酒和高淀粉的食物，如薯类、香蕉等，少食煎炸食品。可适当增加蛋白质如瘦肉、鱼、牛奶、豆制品等。可食用洋葱、黄瓜、南瓜、茭白、怀山药等有治疗作用的蔬菜。按规定进食仍感饥饿者，应以增加水煮蔬菜充饥。

（5）在血糖和尿糖控制平稳后，可在两餐间限量吃一些梨、西瓜、橙子等。

（四）用药护理

（1）中药宜饭后温服。

（2）了解各类降糖药物的作用、剂量、用法、掌握药物的不良反应和注意事项，指导患者正确服用，及时纠正不良反应。

（3）观察患者的血糖、尿糖、尿量和体重变化，评价药物疗效。

（五）病情观察

（1）询问既往饮食习惯，饮食结构和进食情况及生活方式、休息状况、排泄状况、有无特殊嗜好、有无糖尿病家族史、有无泌尿道和皮肤等感染、有糖尿病慢性并发症的患者，注意观察有无血管、神经系统异常。

（2）定期检查空腹和饭后2 h的血糖变化。

（3）准确记录 24 h 出入量，每周定时测体重。

（4）观察患者饮水、进食量，尿量及尿的颜色和气味。观察患者的神志、视力、血压、舌象、脉象和皮肤情况，做好记录。如观察到以下情况应立即报告医师，医护协作处理：①患者突然心悸头晕、出虚汗、软弱无力等低血糖现象时，应该马上检查血糖情况，如果是低血糖，应按低血糖处理；②头痛头晕、食欲缺乏、恶心呕吐、烦躁不安，甚至呼吸有烂苹果气味的酮症酸中毒时；③出现神昏、呼吸深快、血压下降、肢冷脉微欲绝等症状。

（六）健康指导

1.饮食护理

（1）定时定量进餐，避免进食时间延迟或提早，没有低血糖时避免吃糖。

（2）避免吃浓缩的碳水化合物，避免饮用酒精饮料，避免食用高胆固醇、高脂肪食物。

2.胰岛素使用

（1）向患者解释所使用胰岛素的作用时间及注意事项。

（2）指导低血糖反应的表现和紧急处理措施。

3.测血糖

指导患者掌握正确的血糖测试方法。

4.足部护理

（1）定期检查足部皮肤，以早期发现病变。

（2）促进足部血液循环，以温水浸泡双脚，时间不可过长，5 min 左右为宜，冬季应注意保暖，避免长时间暴露于冷空气中。

（3）以润滑剂按摩足部，避免穿过紧的长裤、袜、鞋。

（4）避免穿拖鞋、凉鞋、赤脚走路，禁用暖水袋，以免因感觉迟钝而造成踢伤、烫伤。

5.注意个人卫生

（1）勤洗澡，不可用过热的水，以免烫伤。

（2）女患者阴部用温水清洗，以减轻不适。

（3）阴部及脚趾皮肤避免潮湿，应随时保持干燥。

6.休息

适当地休息，睡眠时间以能够恢复精神为原则。

7.运动

运动可减少身体对胰岛素的需要量，依患者喜好和能力，共同计划规律运动，鼓励肥胖患者多运动。

8.其他

保持情绪稳定，生活规律。按医嘱服用降糖药，定期复查，如有不适，随时就诊。

三、高血压合并心力衰竭的护理要点

（一）生活起居护理

（1）创造安静舒适的环境是本证护理工作的关键，避免一切不良刺激，特别要避免突然而来的噪声、高音。病室空气要清新，经常通气换气，温湿度适宜。注意保暖、避风寒、防外感，保证充足的睡眠。

（2）久病体弱、动则心悸怔忡、饮停心下、水邪泛滥水肿及重症卧床患者，一切活动应由护理人员协助，加强生活护理，预防压疮等并发症发生；取半卧位，两腿下垂，配合吸氧、强心、利尿等不同的治疗。

（3）指导患者排便时勿过于用力，养成每天定时排便习惯，平时饮食中可增加粗纤维食物或蜂蜜等润肠之物。便秘者适当应用缓泻剂。

（4）病症轻者应适当进行锻炼：打太极拳、八段锦、气功等，以利脏腑气血的功能调节；但久病怔忡或心阳不足的患者应以卧床休息为宜，以免劳力耗伤心气加重病情。

（二）饮食护理

（1）本证以虚证多见，需注意加强营养补益气血，多用莲子、桂圆、大枣、怀山药、甲鱼等；水肿者要限制水盐的摄入，忌食肥甘厚味、生冷、辛辣、烈酒、烟、浓茶、咖啡等刺激性物品。

（2）体虚者可配以养血安神八宝粥（原料：芡实、薏苡仁、白扁豆、莲肉、怀山药、红枣、桂圆、百合各 6 g，粳米 150 g）。实证者则多配用重镇安神之物，如朱砂安神丸（朱砂、黄连、生地黄、当归、甘草）。

（3）饮食宜有节制，定时定量、少食多餐、不宜过饱。

（4）适当饮用低度红酒有温阳散寒，活血通痹的作用，可少量饮用。

（5）适当控制钠盐及液体摄入量，保持热量供应的正常，进食蛋白质含量多的食物，如瘦肉、鸡蛋、鱼，蛋白质等。

（三）用药护理

（1）补益药宜早晚温服；使用中成药或西药者，要严格按照医嘱的剂量和时间给药，不应发给患者自行掌握服用。

（2）服用洋地黄类药、扩冠药及抗心律失常药物等抢救药物时要注意观察药物不良反应。附子过量后出现乌头碱中毒表现：心律失常，久煎 1～2 h 可减毒；洋地黄中毒可出现心率减慢、恶心呕吐、头痛、黄视、绿视等毒性反应。

（3）安神定志药物宜在睡前 0.5～1 h 服用。

（四）情志护理

（1）情志不遂是诱发本病的重要因素。故应做好情志护理，注重消除患者紧张、惧怕、焦虑等不良情绪，要使患者怡情悦志，避免思虑过度伤脾。

（2）当病症发作时，患者常自觉六神无主、心悸不宁、恐惧，此时应在旁守护患者以稳定情绪，使其感到放心，同时进行救治。

（五）病情观察

（1）本病症常在夜间发作及加重，故夜间应加强巡视及观察。

（2）若见脉结代、呼吸不畅、面色苍白等心气衰微表现时，立即予吸氧，通知医师，可予口服红参粉或按医嘱给服救心丸、丹参滴丸同时针刺心俞、内关、神门、三阴交或耳针心、肾、副交感等穴。

（3）对阵发性心悸的患者，发作时脉搏明显加速而并无结代者，可试用憋气法、引吐法、压迫眼球法、压迫颈动脉窦法来控制心悸。

（4）中医适宜技术：根据不同辨证分型可给予中药泡脚、熏蒸、中频脉冲电刺激、穴位敷贴、耳穴埋豆、拔火罐、艾灸等方法进行辅助治疗。

（六）健康指导

（1）起居：有序，居住环境安静，避免恶性刺激及突发而来的高音、噪声，忌恼怒、紧张。

（2）饮食：有节，食勿过饱，勿食肥甘厚味，戒烟慎酒，忌浓茶、咖啡及烈性酒；限制钠盐摄入。保持二便通畅，忌用力过大。

（3）情志：重视自我调节情志，保持乐观开朗的情绪，丰富生活内容，怡情悦志，使气机条达，心气和顺。

（4）用药：积极防治有关的疾病，如痰饮、肺胀、喘证、消渴等症。

（5）强身：注意锻炼身体，以增强心脏、肺脏的功能，预防外邪的侵袭，保持充足的睡眠。

（6）器质性心脏病的妇女不宜胎产，怀孕时应予中止妊娠。

（7）定期复查：指导患者按照医嘱定时服药，定时复诊，随身携带急救药如硝酸甘油、硝酸异山梨酯（消心痛）、速效救心丸等，以便发作时服用，及时缓解症状。

四、高血压患者自我调护要点

自我调护与高血压的发生、发展及预后有密切的关系。正确的自我调护可以改善血压。

（一）养成良好的生活习惯

如坚持起床三部曲：醒来睁开眼睛后，先继续平卧半分钟，再在床上坐半分钟，然后双腿下垂床沿半分钟，最后才下地活动。

（二）穿衣宜松

高血压患者穿衣宜松不宜紧，保持三松（衣领宜松、腰带宜松、穿鞋宜松）。

（三）居住环境宜舒适

环境应保持舒适、安静、整洁，室内保持良好的通风。

（四）正确洗漱

每日早晚坚持温水洗漱、漱口最为适宜，因水过热、过凉都会刺激皮肤感受器，引起周围血管的舒缩，影响血压；洗澡时间不能过长，特别要注意安全，防止跌倒。

（五）正确作息

坚持午休 30～60 min/d，如无条件，可闭目养神或静坐，有利于降压。夜间睡前，可用温水浸泡双足或按摩脚底穴位，可促进血液循环，提高睡眠质量。老年人每日睡眠时间为 6～8 h 即可。

（六）其他

（1）戒烟限酒，控制体重。

（2）预防便秘：增加粗纤维食物摄入、腹部穴位按摩促进肠蠕动，或晨起空腹喝一大杯白开水，必要时可在医生指导下于药物辅助通便。

（3）掌握血压监测的方法、预防和处理直立性低血压。

（4）自行进行耳穴、体穴按压，用指尖或指节按压所选的穴位，每次按压 5～10 min，以有酸胀感觉为宜，14 d 为 1 个疗程。

（5）自行足疗法：双足浸泡，尽量让水浸没过足踝（有足浴桶者可至膝以下），水温保持在 40℃，每天可进行 2 次，下午与晚间各 1 次，每次 30～40 min。

随着医学的不断发展，人们已开始日益重视高血压的危害，护理人员及家庭应不断更新调护观念，拓宽知识面，学习心理学、教育学等其他学科知识，把握教学技巧，不断提高整体素质，为患者提供最佳的服务，最终达到降低高血压人群心脑血管病的目标。

五、预防和处理直立性低血压

（一）直立性低血压的表现

乏力、头晕、心悸、出汗、恶心、呕吐等临床表现，在联合用药、服首剂药物或加量时应特别注意。

（二）指导患者预防直立性低血压的方法

（1）避免长时间站立，尤其在服药后最初几个小时。

（2）改变姿势，特别是从卧、坐位起立时动作宜缓慢。

（3）服药时间可选在平静休息时，服药后继续休息一段时间再下床活动，如在睡前服药，夜间起床排尿时应注意。

（4）避免用太热的水洗澡或蒸汽浴，更不宜大量饮酒。

（5）指导患者在直立性低血压发生时采取下肢抬高平卧，以促进下肢血液回流。

第三节　急性心肌梗死

急性心肌梗死（acute myocardial infarction，AMI）是急性心肌缺血性坏死，是在冠状动脉病变的基础上，发生冠状动脉血供急剧减少或中断，使相应的心肌严重而持久地急性缺血所致。原因通常是在冠状动脉样硬化病变的基础上继发血栓形成所致。非动脉粥样硬化所导致的心肌梗死可由感染性心内膜炎、血栓脱落、主动脉夹层形成、动脉炎等引起。

本病在欧美常见，20世纪50年代美国本病死亡率＞300/10万人口，20世纪70年代以后降到＜200/10万人口。美国35～84岁人群中年发病率男性为71‰，女性为22‰；每年约有80万人发生心肌梗死，45万人再梗死。在我国本病远不如欧美多见，20世纪70年代和80年代北京、河北、哈尔滨、黑龙江、上海、广州等省市年发病率仅0.2‰～0.6‰，其中以华北地区最高。

一、病因和发病机制

急性心肌梗死绝大多数（90%以上）是由于冠状动脉粥样硬化所致。由于冠状动脉有弥漫而广泛的粥样硬化病变，使管腔有＞75%的狭窄，侧支循环尚未充分建立，在此基础上一旦由于管腔内血栓形成、劳力、情绪激动、休克、外科手术或血压剧升等诱因而导致血供进一步急剧减少或中断，使心肌严重而持久急性缺血达 1 h 以上，即可发生心肌梗死。

冠状动脉闭塞后约半小时，心肌开始坏死，1 h 后心肌凝固性坏死，心肌间质充血、水肿、炎性细胞浸润。以后坏死心肌逐渐溶解，形成肌溶灶，随后渐有肉芽组织形成，坏死组织有 1～2 周后开始吸收，逐渐纤维化，在 6～8 周形成瘢痕而愈合，即为陈旧性心肌梗死。坏死心肌波及心包可引起心包炎。心肌全层坏死，可产生心室壁破裂，游离壁破裂或室间隔穿孔，也可引起乳头肌断裂。若仅有心内膜下心肌坏死，在心室腔压力的冲击下，外膜下层向外膨出，形成室壁膨胀瘤，造成室壁运动障碍甚至矛盾运动，严重影响左心室射血功能。冠状动脉可有一支或几支闭塞而引起所供血区部位的梗死。

急性心肌梗死时，心脏收缩力减弱，顺应性减低，心肌收缩不协调，心输出量下降，严重时发生泵衰竭、心源性休克及各种心律失常，病死率高。

二、病理生理

主要出现左心室舒张和收缩功能障碍的一些血流动力学变化，其严重度和持续时间取决于梗死的部位、程度和范围。当心脏收缩力减弱、顺应性减低、心肌收缩不协调时，左心室压力曲线最大上升速度（dp/dt）减低，左心室舒张末期压增高、舒张和收缩末期容量增多。射血分数减低，心搏血量和心输出量下降，心率增快或有心律失常，血压下降，静脉血氧含量降低。心室重构出现心壁厚度改变、心脏扩大和心力衰竭（先左心衰竭然后全心衰竭），可发生心源性休克。右心室梗死在心肌梗死患者中少见，其主要病理生理改变是右心衰竭的血流动力学变化，右心房压力增高，高于左心室舒张末期压，心输出量减低，血压下降。

急性心肌梗死引起的心力衰竭称为泵衰竭，按 Killip 分级法可分为：Ⅰ级尚无明显心力衰竭；Ⅱ级有左心衰竭，肺部啰音＜50%肺野；Ⅲ级有急性肺水肿，全肺闻及大、小、干、湿、啰音；Ⅳ级有心源性休克等不同程度或阶段的血流动力学变化。心源性休克是泵衰竭的严重阶段。但如兼有肺水肿和心源性休克则情况最严重。

三、临床表现

（一）病史

发病前常有明显诱因，如精神紧张、情绪激动、过度体力活动、饱餐、高脂饮食、糖尿病未控制、感染、手术、大出血、休克等。少数在睡眠中发病。有半数以上的患者过去有高血压及心绞痛史。部分患者则无明确病史及先兆表现，首次发展即是急性心肌梗死。

（二）症状

1.先兆症状

急性心肌梗死多突然发病，少数患者起病症状轻微。1/2～2/3 的患者起病前 1～2日至 1～2 周或更长时间有先兆症状，其中最常见的是稳定性心绞痛转变为不稳定型；或既往无心绞痛，突然出现心绞痛，且发作频繁，程度较重，用硝酸甘油难以缓解，持续时间较长。伴恶心、呕吐、血压剧烈波动。心电图检查显示 ST 段一时性明显上升或降低，T 波倒置或增高。这些先兆症状如诊断及时，治疗得当，半数以上患者可免于发生心肌梗死；即使发生，症状也较轻，预后较好。

2.胸痛

胸痛为最早出现而突出的症状。其性质和部位多与心绞痛相似，但常发生于安静或睡眠时，程度更为剧烈，呈难以忍受的压榨、窒息，甚至"濒死感"，伴有大汗淋漓及烦躁不安。持续时间可长达 1～2 h 甚至 10 h 以上，或时重时轻达数天之久。用硝酸甘油无效，须用麻醉性镇痛药才能减轻。疼痛部位多在胸骨后，但范围较为广泛，常波及整个心前区，约 10%的病例波及剑突下及上腹部或颈、背部，偶尔到下颌、咽部及牙齿处。约 25%病例无明显的疼痛，多见于老年、糖尿病（由于感觉迟钝）或神志不清患者，或有急性循环衰竭者，疼痛被其他严重症状所掩盖。15%～20%病例在急性期无症状。

3.心律失常

见于75%～95%的患者，多发生于起病后1～2日，而以24 h内最多见。经心电图观察可出现各种心律失常，可伴乏力、头晕、晕厥等症状，且为急性期引起死亡的主要原因之一。其中最严重的心律失常是室性异位心律（包括频发性期前收缩、阵发性心动过速和颤动）。频发（＞5次/分钟），多源，成对出现，或R波落在T波上的室性期前收缩可能为心室颤动的先兆。房室传导阻滞和束支传导阻滞也较多见，严重者可出现完全性房室传导阻滞。室上性心律失常则较少见，多发生于心力衰竭患者。前壁心肌梗死易发生室性心律失常，下壁（膈面）梗死易发生房室传导阻滞。

4.心力衰竭

主要是急性左心衰竭，发生率为32%～48%，为心肌梗死后收缩力减弱或不协调所致，可出现呼吸困难、咳嗽、烦躁及发绀等症状。严重时两肺满布湿啰音，形成肺水肿，进一步则导致右心衰竭。右心室心肌梗死者可一开始就出现右心衰竭，并伴血压下降。

5.低血压和休克

仅于疼痛剧烈时血压下降，未必是休克。但如疼痛缓解而收缩压仍低于10.7 kPa（80 mmHg），伴有烦躁不安、大汗淋漓、脉搏细快、尿量减少（＜20 mL/h）、神志恍惚甚至晕厥时，则为休克，主要为心源性，由于心肌广泛坏死、心输出量急剧下降所致。而神经反射引起的血管扩张尚属次要，有些患者还有血容量不足的因素参与。

6.胃肠道症状

疼痛剧烈时，伴有频繁的恶心呕吐、上腹胀痛、肠胀气等，与迷走神经张力增高有关。

7.全身症状

主要是发热，一般在发病后1～3 d出现，体温在38℃左右，持续约1周。

（三）体征

①约半数患者心浊音界轻度至中度增大，有心力衰竭时较显著；②心率多增快，少数可减慢；③心尖区第一心音减弱，有时伴有第三或第四心音奔马律；④10%～20%的患者在病后2～3 d出现心包摩擦音，多数在几天内又消失，是坏死波及心包面引起的反应性纤维蛋白性心包炎所致；⑤心尖区可出现粗糙的收缩期杂音或收缩中晚期喀喇音，为二尖瓣乳头肌功能失调或断裂所致；⑥可听到各种心律失常的心音改变；⑦常见血压下降到正常以下（病前高血压者血压可降至正常），且可能不再恢复到起病前水平；⑧还可伴有休克、心力衰竭的相应体征。

（四）并发症

心肌梗死除可并发心力衰竭及心律失常外，还可有下列并发症。

1.动脉栓塞

主要为左心室壁血栓脱落所引起。根据栓塞的部位，可能产生脑部或其他部位的相应症状，常在起病后1～2周发生。

2.心室壁瘤

梗死部位在心脏内压的作用下，显著膨出。心电图常示持久的ST段持续抬高。

3.心肌破裂

少见。常在发病1周内出现，患者常突然心力衰竭甚至休克，造成死亡。

4.乳头肌功能不全

乳头肌功能不全的病变可分为坏死性与纤维性2种，在发生心肌梗死后，心尖区突然出现响亮的全收缩期杂音，第一心音减低。

5.心肌梗死后综合征

发生率约10%，于心肌梗死后数周至数月内出现，可反复发生，表现为发热、胸痛、心包炎、胸膜炎或肺炎等症状、体征，可能为机体对坏死物质的变态反应。

四、诊断要点

（一）诊断标准

诊断急性心肌梗死（AMI）必须至少具备以下标准中的两条。

（1）缺血性胸痛的临床病史，疼痛常持续 30 min 以上。

（2）心电图的特征性改变和动态演变。

（3）心肌坏死的血清心肌标记物浓度升高和动态变化。

（二）诊断步骤

对疑为 AMI 的患者，应争取在 10 min 内完成。

（1）临床检查（问清缺血性胸痛病史，如疼痛性质、部位、持续时间、缓解方式、伴随症状；查明心、肺、血管等的体征）。

（2）描记 18 导联心电图（常规 12 导联加 $V_7 \sim V_9$，$V_{3R} \sim V_{5R}$），并立即进行分析、判断。

（3）迅速进行简明的临床鉴别诊断后做出初步诊断（老年人突发原因不明的休克、心力衰竭、上腹部疼痛伴胃肠道症状、严重心律失常或较重而持续性胸痛或胸闷，应慎重考虑有无本病的可能）。

（4）对病情做出基本评价并确定即刻处理方案。

（5）继之尽快进行相关的诊断性检查和监测，如血清心肌标记物浓度的检测，结合缺血性胸痛的临床病史、心电图的特征性改变，做出 AMI 的最终诊断。此外，尚应进行血常规、血脂、血糖、凝血时间、电解质等检测，二维超声心动图检查，床旁心电监护等。

（三）危险性评估

（1）伴下列任一项者，如高龄（＞70 岁）、既往有心肌梗死史、心房颤动、前壁心肌梗死、心源性休克、急性肺水肿或持续低血压等可确定为高危患者。

（2）病死率随心电图 ST 段抬高的导联数的增加而增加。

（3）血清心肌标记物浓度与心肌损害范围呈正相关，可帮助估计梗死面积和患者预后。

五、鉴别诊断

（一）不稳定型心绞痛

疼痛的性质、部位与心肌梗死相似，但发作持续时间短、次数频繁、含服硝酸甘油有效。心电图的改变及酶学检查是与心肌梗死相鉴别的主要依据。

（二）急性肺动脉栓塞

大面积的栓塞可引起胸痛、呼吸困难、咯血、休克，但多出现右心负荷急剧增加的表现如有心室增大，P_2 亢进、分裂和有心衰体征。无心肌梗死时的典型心电图改变和血清心肌酶的变化。

（三）主动脉夹层

该病也具有剧烈的胸痛，有时出现休克，其疼痛常为撕裂样，一开始即达高峰，多放射至背部、腹部、腰部及下肢。两上肢的血压和脉搏常不一致是本病的重要体征。可出现主动脉瓣关闭不全的体征，心电图和血清心肌酶学检查无 AMI 时的变化。X 线和超声检查可出现主动脉明显增宽。

（四）急腹症

急性胆囊炎、胆石症、急性坏死性胰腺炎、溃疡病穿孔等常出现上腹痛及休克的表现，但应有相应的腹部体征，心电图及影像学、酶学检查有助于鉴别。

（五）急性心包炎

尤其是非特异性急性心包炎，也可出现严重胸痛、心电图 ST 段抬高，但该病发病前常有上呼吸道感染，呼吸和咳嗽时疼痛加重，早期即有心包摩擦音。无心电图的演变及酶学异常。

六、处理

（一）治疗原则

改善冠状动脉血液供给，减少心肌耗氧，保护心脏功能，挽救因缺血而濒死的心肌，防止梗死面积扩大，缩小心肌缺血范围，及时发现、处理、防治严重心律失常、泵衰竭和各种并发症，防止猝死。

（二）院前急救

流行病学调查发现，50%的患者发病后 1 h 在院外猝死，死因主要是可救治的心律失常。因此，院前急救的重点是尽可能缩短患者就诊延误的时间和院前检查、处理、转运所用的时间；尽量帮助患者安全、迅速地转送到医院；尽可能及时给予相关急救措施，如嘱患者停止任何主动性活动和运动，舌下含化硝酸甘油，高流量吸氧，镇静止痛（吗啡或哌替啶），必要时静脉注射或滴注利多卡因，或给予除颤治疗和心肺复苏；缓慢性心律失常给予阿托品肌内注射或静脉注射；及时将患者情况通知急救中心或医院，在严密观察、治疗下迅速将患者送至医院。

（三）住院治疗

急诊室医生应力争在 10～20 min 内完成病史、临床检验记录 18 导联心电图，尽快明确诊断。对 ST 段抬高者应在 30 min 内收住冠心病监护病房（CCU）并开始溶栓，或在 90 min 内开始行急诊 PTCA 治疗。

1.休息

患者应卧床休息，保持环境安静，减少探视，防止不良刺激。

2.监测

在冠心病监护室进行心电图、血压和呼吸的监测 5～7 日，必要时进行床旁血流动力学监测，以便于观察病情和指导治疗。

3.护理

第一周完全卧床，加强护理，对进食、漱洗、大小便、翻身等，都需要别人帮助。第 2 周可从床上坐起，第 3～4 周可逐步离床和室内缓步走动。但病重或有并发症者，卧床时间宜适当延长。食物以易消化的流质或半流质为主，病情稳定后可逐渐改为软食。便秘 3 日者可服轻泻剂或用甘油栓等，必须防止用力大便造成病情突变。焦虑、不安患者可用地西泮等镇静剂。禁止吸烟。

4.吸氧

在急性心肌梗死早期，即便未合并有左侧心力衰竭或肺疾病，也常有不同程度的动脉低氧血症。其原因可能由于细支气管周围水肿，使小气道狭窄，增加小气道阻力，气流量降低，局部换气量减少，特别是两肺底部最为明显。有些患者虽未测出动脉低氧血症，由于增加肺间质液体，肺顺应性一过性降低，而有气短症状。因此，应给予吸氧，通常在发病早期用鼻塞给氧 24～48 h，3～5 L/min。有利于氧气运送到心肌，可能减轻气短、疼痛或焦虑症状。在严重左侧心力衰竭、肺水肿和并有机械并发症的患者，多伴有严重低氧血症，需面罩加压给氧或气管插管并机械通气。

5.补充血容量

心肌梗死患者，由于发病后出汗、呕吐或进食少，以及应用利尿药等因素，引起血容量不足和血液浓缩，从而加重缺血和血栓形成，有导致心肌梗死面积扩大的危险。因此，如每日摄入量不足，应适当补液，以保持出入量的平衡。

6.缓解疼痛

AMI 时，剧烈胸痛使患者交感神经过度兴奋，产生心动过速、血压升高和心肌收缩力增强，从而增加心肌耗氧量。并易诱发快速性室性心律失常，应迅速给予有效镇痛药。本病早期疼痛是难以区分坏死心肌疼痛和可逆性心肌缺血疼痛，二者常混杂在一起。先予含服硝酸甘油，随后静脉点滴硝酸甘油，如疼痛不能迅速缓解，应即用强的镇痛药，吗啡和哌替啶最为常用。吗啡是解除急性心肌梗死后疼痛最有效的药物。其作用于中枢阿片受体而发挥镇痛作用，并阻滞中枢交感神经冲动的传出，导致外周动、静脉扩张，从而降低心脏前后负荷及心肌耗氧量。通过镇痛，减轻疼痛引起的应激反应，使心率减慢。1 次给药后 10～20 min 发挥镇痛作用，1～2 h 作用最强，持续4～6 h。通常静脉注射吗啡 5～10 mg，必要时每 1～2 h 重复 1 次，总量不宜超过 15 mg。吗啡治疗剂量时即可发生不良反应，随剂量增加，发生率增加。不良反应有恶心、呕吐、低血压和呼吸抑制。其他不良反应有眩晕、嗜睡、表情淡漠、注意力分散等。一旦出现呼吸抑制，可每隔 3 min 静脉注射纳洛酮有拮抗吗啡的作用，剂量为 0.4 mg，总量不超过 1.2 mg。一般用药后呼吸抑制症状可很快消除，必要时采用人工辅助呼吸。哌替啶有消除迷走神经作用和镇痛作用，其血流动力学作用与吗啡相似，75 mg 哌替啶相当于 10 mg 吗啡，不良反应有致心动过速和呕吐作用，但较吗啡轻。可用阿托品 0.5 mg 对抗之。临床上可肌内注射 25～75 mg，必要时 2～3 h 重复，过量出现麻醉作用和呼吸抑制，当引起呼吸抑制时，也可应用纳洛酮治疗。对重度烦躁者可应用冬眠疗法，经肌内注射哌替啶 25 mg 异丙嗪（非那根）12.5 mg，必要时 4～6h 重复 1 次。

中药可用复方丹参滴丸，麝香保心丸口服，或复方丹参注射液 16 mL 加入 5%葡萄糖液 250～500 mL 中静脉滴注。

（四）再灌注心肌

起病 3～6h，使闭塞的冠状动脉再通，心肌得到再灌注，濒临坏死的心肌可能得以存活或使坏死范围缩小，预后改善，是一种积极的治疗措施。

1.急诊溶栓治疗

溶栓治疗是 20 世纪 80 年代初兴起的一项新技术，其治疗原理是针对急性心肌梗死发病的基础，即大部分穿壁性心肌梗死是由于冠状动脉血栓性闭塞引起的。血栓是由于凝血酶原在异常刺激下被激活，形成凝血酶，使纤维蛋白原转化为纤维蛋白，然后与其他有形成分如红细胞、血小板一起形成的。机体内存在一个纤维蛋白溶解系统，它是由纤维蛋白溶解原和内源性或外源性激活物组成的。在激活物的作用下，纤维蛋白溶酶原被激活，形成纤维蛋白溶酶，它可以溶解稳定的纤维蛋白血栓，还可以降解纤维蛋白原，促使纤维蛋白裂解、使血栓溶解。但是纤维蛋白溶酶的半衰期很短，要想获得持续的溶栓效果，只有依靠连续输入外源性补给激活物的办法。现在临床常用的纤溶激活物有两大类，一类为非选择性纤溶剂，如链激酶、尿激酶。它们除了激活与血栓相关的纤维蛋白溶酶原外，还激活循环中的纤溶酶原，导致全身的纤溶状态，因此可以引起出血并发症。另一类为选择性纤溶剂，有重组组织型纤溶酶原激活剂（rt-PA），单链尿激酶型纤溶酶原激活剂（SCUPA）及乙酰纤溶酶原-链激酶激活剂复合物（APSAC）。它们选择性的激活与血栓有关的纤溶酶原，而对循环中的纤溶酶原仅有中等度的作用。这样可以避免或减少出血合并症的发生。

（1）溶栓疗法的适应证：①持续性胸痛超过半小时，含服硝酸甘油片后症状不能缓解；②相邻两个或更多导联 ST 段抬高>0.2 mV；③发病 12 h 内，或虽超过 6 h，患者仍有严重胸痛，并且 ST 段抬高的导联有 R 波者，也可考虑溶栓治疗。

（2）溶栓治疗的禁忌证：①近 10 d 内施行过外科手术者，包括活检、胸腔或腹腔穿刺和心脏体外按压术等；②10 d 内进行过动脉穿刺术者；③颅内病变，包括出血、梗死或肿瘤等；④有明显出血或潜在的出血性病变，如溃疡性结肠炎、胃十二指肠溃疡或有空洞形成的肺部病变；⑤有出血性或脑栓死倾向的疾病，如各种出血性疾病、肝肾疾病、心房纤颤、感染性心内膜炎，收缩压>24 kPa（180 mmHg）、舒张压>14.7 kPa（110 mmHg）等；⑥妊娠期或分娩后前 10 d；⑦在半年至 1 年内进行过链激酶治疗者；⑧年龄>65 岁，因为高龄患者溶栓疗法引起颅内出血者多，而且冠脉再通率低于中年。

1）链激酶（Streptokinase SK）：SK 是 C 类乙型链球菌产生的酶，在体内将前活化素转变为活化素，后者将纤溶酶原转变为纤溶酶。有抗原性，用前需做皮肤过敏试验。静脉滴注常用量为 50 万～150 万 U 加入 5%葡萄糖液 100 mL 内，在 60 min 内滴完，后每小时给予 10 万 U，滴注 24 h。治疗前半小时肌内注射异丙嗪 25 mg，加少量（2.5～5 mg）地塞米松同时滴注可减少变态反应的发生。用药前后进行凝血方面的化验检查，用量大时尤应注意出血倾向。冠脉内注射时先做冠脉造影，经导管向闭塞的冠状动脉内注入硝酸甘油 0.2～0.5 mg，后注入 SK 2 万 U，继之每分钟 2000～4000 U，共 30～90 min 至再通后继用每分钟 2000U，30～60 min。患者胸痛突然消失，ST 段恢复正常，心肌酶峰值提前出现为再通征象，可每分钟注入 1 次造影剂观察是否再通。

2）尿激酶（urokinase UK）：作用于纤溶酶原使之转变为纤溶酶。本品无抗原性，作用较 SK 弱。150～200 万 U 静脉滴注 30 min 滴完。冠状动脉内应用时每分钟 6000 U 持续 1 h 以上至溶栓后再维持 0.5～1 h。

3）重组组织型纤维蛋白溶酶原激活剂（rt-PA）：本品对血凝块有选择性，故疗效高于 SK。冠脉内滴注 0.375 mg/kg，持续 45 min。静脉滴注用量为 0.75 mg/kg，持续 90 min。

（3）以上溶栓剂的选择：文献资料显示，用药 2～3 h 的开通率 rt-PA 为 65%～80%，SK 为 65%～75%，UK 为 50%～68%，APSAC 为 68%～70%。究竟选用哪一种溶栓剂，不能根据以上地数据武断地选择，而应根据患者的病变范围、部位、年龄、起病时间的长短以及经济情况等因素选择。比较而言，如患者年轻（年龄<45 岁）、大面积前壁 AMI、到达医院时间较早（2h 内）、无高血压，应首选 rt-PA。如果年龄较大（>70 岁）、下壁 AMI、有高血压，应选 SK 或 UK。由于 APSAC 的半衰期最长（70～120 min），因此它可在患者家中或救护车上一次性快速静脉注射；rt-PA 的半衰期最短（3～4 min），需静脉持续滴注 90～180 min；SK 的半衰期为 18 min，给药持续时间为 60 min；UK 半衰期为 40 min，给药时间为 30 min。SK 与 APSAC 可引起低血压和变态反应，UK 与 rt-PA 无这些不良反应。rt-PA 需要联合使用肝素，SK、UK、APSAC 除具有纤溶作用外，还有明显的抗凝作用，不需要积极使用静脉肝素。另外，rt-PA 价格较贵，SK、UK 较低廉。以上这些因素在临床选用溶栓剂时应予以考虑。

2.溶栓治疗的并发症。

（1）出血。①轻度出血：皮肤、黏膜、肉眼及显微镜下血尿或小量咯血、呕血等（穿刺或注射部位少量瘀斑不作为并发症）；②重度出血：大量咯血或消化道大出血、腹膜后出血等引起失血性休克或低血压，需要输血者；③危及生命部位的出血：颅内、蛛网膜下腔、纵隔内或心包出血。

（2）再灌注心律失常，注意其对血流动力学的影响。

（3）一过性低血压及其他的变态反应。

已证实有效的抗凝治疗可加速血管再通和有助于保持血管通畅。今后研究应着重于改进治疗方法或使用特异性溶栓剂，以减少纤维蛋白分解、防止促凝血活动和纤溶酶原偷窃；研制合理的联合使用的药物和方法。如此，可望实现已明显降低的急性心肌梗死死亡率进一步下降。

3.经皮腔内冠状动脉成形术（PTCA）

（1）直接PTCA（direct PTCA）：急性心肌梗死发病后直接做PTCA。指征：静脉溶栓治疗有禁忌证者；合并心源性休克者（急诊PTCA挽救生命是作为首选治疗）。诊断不明患者，如急性心肌梗死病史不典型或左束支传导阻滞（LBBB）者，可从直接冠状动脉造影和PTCA中受益；有条件在发病后数小时内行PTCA者。

（2）补救性PTCA（rescue PTCA）：在发病24h内，静脉溶栓治疗失败，患者胸痛症状不缓解时，行急诊PTCA，以挽救存活的心肌，限制梗死面积进一步扩大。

（3）半择期PTCA（semi-elective PTCA）：溶栓成功患者在梗死后7～10日，有心肌缺血指征或冠脉再闭塞者。

（4）择期PTCA（elective PTCA）：在急性心肌梗死后4～6周，用于再发心绞痛或有心肌缺血客观指征，如运动试验、动态心电图、^{201}T1运动心肌断层显像等证实有心肌缺血。

（5）冠状动脉旁路移植术（CABG）：适用于溶栓疗法及PTCA无效，而仍有持续性心肌缺血；急性心肌梗死合并有左房室瓣关闭不全或室间隔穿孔等机械性障碍需要手术矫正和修补，同时进行CABG；多支冠状动脉狭窄或左冠状动脉主干狭窄。

（五）缩小梗死面积

AMI是心肌氧供/氧需的严重失衡，纠正这种失衡，就能挽救濒死的心肌，限制梗死的扩大，有效地减少并发症和改善患者的预后。控制心律失常，适当补充血容量和治疗心力衰竭，均有利于减少梗死区。目前多主张采用药物治疗。

1.扩血管药物

扩血管药物必须应用于梗死初期的发展阶段，即起病后4～6h。一般首选硝酸甘油静脉滴注或消心痛舌下含化，也可在皮肤上用硝酸甘油贴片或软膏。使用时应注意：静脉给药时，最好有血流动力学监测，当肺动脉楔嵌压小于2～2.4 kPa，动脉压正常或增高时，其疗效较好，反之，则可使病情恶化；应从小剂量开始，在应用过程中保持肺动脉楔嵌压不低于2 kPa（2～2.4 kPa），且动脉压不低于正常低限，以保证必需的冠状动脉灌注。

2.β受体阻滞剂

大量临床资料表明，在 AMI 发生后的 4～12 h，给普萘洛尔（心得安）或阿普洛尔（心得舒）、阿替洛尔（氨酰心安）、美托洛尔（美多心安）等药治疗（最好是早期静脉内给药），常能达到明显降低患者的最高血清酶（CPK、CK-MB 等）水平，提示有限制梗死范围扩大的作用。但因这些药的负性肌力、负性频率作用，临床应用时，当心率低于每分钟 60 次，收缩压≤14.6 kPa，有心衰及下壁心肌梗死者应慎用。

3.低分子右旋糖酐及复方丹参等活血化淤药物

一般可选用低分子右旋糖酐每日静脉滴注 250～500 mL，7～14 d 为 1 个疗程。在低分子右旋糖酐内加入活血化瘀药物如血栓通 4～6 mL、川芎嗪 80～160 mg 或复方丹参注射液 12～30 mL，疗效更佳。心功能不全者低分子右旋糖酐者慎用。

4.极化液（GIK）

可减少心肌坏死，加速缺血心肌的恢复。但近几年因其效果不显著，已趋向不用，仅用于 AMI 伴有低血容量者。其他改善心肌代谢的药物有维生素 C（3～4 g）、辅酶 A（50～100 U）、肌苷（0.2～0.6 g）、维生素 B_6（50～100 mg），每日 1 次静脉滴注。

5.其他

有人提出用大量激素（氢化可的松 150 mg/kg）或透明质酸酶（每次 500 U/kg，每 6 h 1 次，每日 4 次），或用钙拮抗剂[（硝苯地平（心痛定）20 mg，每 4 h 1 次）]治疗 AMI，但对此分歧较大，尚无统一结论。

（六）严密观察，及时处理并发症

1.左心功能不全

AMI 时左心功能不全因病理生理改变的程度不同，可表现轻度肺淤血、急性左心衰（肺水肿）、心源性休克。

（1）急性左心衰（肺水肿）的治疗：可选用吗啡、利尿剂（呋塞米等）、硝酸甘油（静脉滴注），尽早口服 ACEI 制剂（以短效制剂为宜）。肺水肿合并严重高血压时应静脉滴注硝普钠，由小剂量（10 μg/min）开始，据血压调整剂量。伴严重低氧血症者可行人工机械通气治疗。洋地黄制剂在 AMI 发病 24 h 内不主张使用。

（2）心源性休克：在严重低血压时应静脉滴注多巴胺 5～15 μg/（kg·min），一旦血压升至 90 mmHg 以上，则可同时静脉滴注多巴酚丁胺 3～10 μg/（kg·min），以减少多巴胺用量。如血压不升应使用大剂量多巴胺[≥15 μg/（kg·min）]。大剂量多巴胺无效时，可静脉滴注去甲肾上腺素 2～8 μg/min。轻度低血压时，可用多巴胺或与多巴酚丁胺合用。药物治疗无效者，应使用主动脉内球囊反搏（IABP）。AMI 合并心源性休克提倡 PTCA 再灌注治疗。中药可酌情选用独参汤、参附汤、生脉散等。

2.抗心律失常

急性心肌梗死有 90% 以上出现心律失常，绝大多数发生在梗死后 72h 内，不论是快速性或缓慢性心律失常，对急性心肌梗死患者均可引起严重后果。因此，及早发现心律失常，特别是严重的心律失常前驱症状，并给予积极的治疗。

（1）对出现室性期前收缩的急性心肌梗死患者，均应严密心电监护及处理。频发的室性期前收缩或室速，应以利多卡因 50～100 mg 静脉注射，无效时 5～10 min 可重复，控制后以每分钟 1～3 mg 静脉滴注维持,情况稳定后可改为药物口服;美西律 150～200 mg、普鲁卡因酰胺 250～500 mg、溴苄胺 100～200 mg 等，6 小时 1 次维持。

（2）对已发生室颤应立即行心肺复苏术，在进行心脏按压和人工呼吸的同时争取尽快实行电除颤，一般首次即采取较大能量（200～300 J）争取 1 次成功。

（3）对窦性心动过缓如心率小于每分钟 50 次，或心率在每分钟 50～60 次但合并低血压或室性心律失常，可以阿托品每次 0.3～0.5 mg 静脉注射，无效时 5～10 min 重复，但总量不超过 2 mg。也可以氨茶碱 0.25 g 或异丙基上腺素 1 mg 分别加入 300～500 mL 液体中静脉滴注，但这些药物有可能增加心肌氧耗或诱发室性心律失常，故均应慎用。以上治疗无效症状严重时可采用临时起搏措施。

（4）对房室传导阻滞Ⅰ度和Ⅱ度量型者，可应用肾上腺皮质激素、阿托品、异丙肾上腺素治疗，但应注意其不良反应。对Ⅲ度及Ⅱ度Ⅱ度者宜行临时心脏起搏。

（5）对室上性快速心律失常可选用β受体阻滞药、洋地黄类（24 h 内尽量不用）、维拉帕米（异搏定）、乙胺碘呋酮、奎尼丁、普鲁卡因酰胺等治疗，对阵发性室上性心动过速、房颤及房扑药物治疗无效可考虑直流同步电转复或人工心脏起搏器复律。

3.机械性并发症的处理

（1）心室游离壁破裂：可引起急性心包填塞致突然死亡，临床表现为电-机械分离或心脏停搏，常因难以即时救治而死亡。亚急性心脏破裂应积极争取冠状动脉造影后行手术修补及血管重建术。

（2）室间隔穿孔：伴血流动力学失代偿者，提倡在血管扩张剂和利尿剂治疗及 IABP 支持下，早期或急诊手术治疗。如穿孔较小，无充血性心衰，血流动力学稳定，可保守治疗，6 周后择期手术。

（3）急性二尖瓣关闭不全：急性乳头肌断裂时突发左心衰和（或）低血压，主张用血管扩张剂、利尿剂及 IABP 治疗，在血流动力学稳定的情况下急诊手术。因左心室扩大或乳头肌功能不全者，应积极应用药物治疗心衰，改善心肌缺血并行血管重建术。

（七）恢复期处理

住院 3～4 周后，如病情稳定，体力增进，可考虑出院。近年来，主张出院前做症状限制性运动负荷心电图、放射性核素和（或）超声显像检查，如显示心肌缺血或心功能较差，宜行冠状动脉造影检查考虑进一步处理。心室晚电位检查有助于预测发生严重室性心律失常的可能性。

七、护理

（一）护理评估

1.病史

发病前常有明显诱因，如精神紧张、情绪激动、过度体力活动、饱餐、高脂饮食、糖尿病未控制、感染、手术、大出血、休克等。少数在睡眠中发病。有半数以上的患者过去有高血压及心绞痛史。部分患者则无明确病史及先兆表现，首次发展即是急性心肌梗死。

2.身体状况

（1）先兆：半数以上患者在梗死前数日至数周，有乏力、胸部不适、活动时心悸、气急、心绞痛等，最突出为心绞痛发作频繁，持续时间较长，疼痛较剧烈，甚至伴恶心、呕吐、大汗、心动过缓，硝酸甘油疗效差等，特称为梗前先兆。应警惕近期内发生心肌梗死的可能，要及时住院治疗。

（2）症状：急性心肌梗死的临床表现与梗死的大小、部位、发展速度及原来心脏的功能情况等有关。

1）疼痛：疼痛是最常见的起始症状。典型的疼痛部位和性质与心绞痛相似，但疼痛更剧烈，诱因多不明显，持续时间较长，多在 30 min 以上，也可达数小时或数日，休息和含服硝酸甘油多不能缓解。患者常烦躁不安、出汗、恐惧，或有濒死感。老年人、糖尿病患者以及脱水、休克患者常无疼痛；少数患者以休克、急性心力衰竭、突然晕厥为始发症状；部分患者疼痛位于上腹部，或者疼痛放射至下颌、颈部、背部上方，易被误诊，应与相关疾病鉴别。

2）全身症状：有发热和心动过速等。发热由坏死物质吸收所引起，一般在疼痛后 24～48 h 出现，体温一般在 38℃ 左右，持续约 1 周。

3）胃肠道症状：频繁常伴有早期恶心、呕吐、肠胀气和消化不良，特别是下后壁梗死者。重症者可发生呃逆。

4）心律失常：见于 75%～95%的患者，以发病 24 h 内最多见，可伴心悸、乏力、头晕、晕厥等症状。其中以室性心律失常居多，可出现室性期前收缩、室性心动过速、心室颤动或加速性心室自主心律。如出现频发的、成对的、多源的和 R 落在 T 的室性期前收缩，或室性心动过速，常为心室颤动的先兆。室颤是急性心肌梗死早期主要的死因。室上性心律失常则较少，多发生在心力衰竭者中。缓慢型心律失常中以房室传导阻滞最为常见，束支传导阻滞和窦性心动过缓也较多见。

5）低血压和休克：见于 20%～30%的患者。疼痛期的血压下降未必是休克。如疼痛缓解后收缩压仍低于 10.7 kPa（80 mmHg），伴有烦躁不安、面色苍白、皮肤湿冷、大汗淋漓、脉细而快、少尿、精神迟钝甚或昏迷者，则为休克表现。休克多在起病后数小时至 1 周发生，主要是心源性，为心肌收缩力减弱、心输出量急剧下降所致，尚有血容量不足、严重心律失常、周围血管舒缩功能障碍和酸中毒等因素参与。

6）心力衰竭：主要为急性左心衰竭。可在发病最初的几天内发生，或在疼痛、休克好转阶段出现。是由心肌梗死后心脏收缩力显著减弱或不协调所致。患者可突然出现呼吸困难、咳泡沫痰、发绀等，严重时可发生急性肺水肿，也可继而出现全心衰竭，并伴血压下降。

（3）体征。

1）一般情况：患者常呈焦虑不安或恐惧，手抚胸部，面色苍白，皮肤潮湿，呼吸增快；如左心功能不全时呼吸困难，常采半卧位或咯粉红色泡沫痰；发生休克时四肢厥冷，皮肤有蓝色斑纹。多数患者于发病第 2 天体温升高，一般在 38℃ 左右，不超过39℃，1 周内退至正常。

2）心脏：心脏浊音界可轻至中度增大；心率增快或减慢；可有各种心律失常；心尖部第一心音常减弱，可出现第三或第四音奔马律；一般听不到心脏杂音，二尖瓣乳头肌功能不全或腱索断裂时心尖部可听到明显的收缩期杂音；室间隔穿孔时，胸骨左缘可闻及响亮的全收缩期杂音；发生严重的左心衰竭时，心尖部也可闻及收缩期杂音；1%～20%的患者可在发病 1～3 d 出现心包摩擦音，持续数天，少数可持续 1 周以上。

3）肺部：发病早期肺底可闻及少数湿啰音，常在 1～2 天内消失，啰音持续存在或增多常提示左心衰竭。

3.实验室及其他检查

（1）心电图检查：可起到定性、定位、定期的作用。透壁性心肌梗死典型改变是：出现异常、持久宽而深的 Q 波或 QS 波。损伤型 ST 段的抬高，弓背向上与 T 波融合形成单向曲线，起病数小时之后出现，数日至数周回到基线。T 波改变：起病数小时内异常增高，数日至 2 周变为平坦，继而倒置。但有 5%～15%病例心电图表现不典型，其原因：小灶梗死、多处或对应性梗死、再发梗死、心内膜下梗死以及伴室内传导阻滞、心室肥厚或预激综合征等。以上情况可不出现坏死性 Q 波，只表现为 QRS 波群高度、ST 段、T 波的动态改变。另外，右心肌梗死，真后壁和局限性高侧壁心肌梗死，常规导联中不显示梗死图形，应加做特殊导联以明确诊断。

（2）心向量图检查：当心电图不能肯定诊断为心肌梗死时，往往可通过心向量图得到证实。

（3）超声心动图检查：超声心动图并不用来诊断急性心肌梗死，但对探查心肌梗死的各种并发症极有价值，尤其是室间隔穿孔破裂，乳头肌或腱索断裂或功能不全造成的二尖瓣关闭不全、脱垂、室壁瘤和心包积液。

（4）放射性核素检查：放射性核素心肌显影及心室造影 ^{99m}Tc 及 ^{131}I 等形成热点成像或 $^{201}Tl^{42}K$ 等冷点先是 ST 段普通压低，继而 T 波倒置。成像可判断梗死的部位和范围。用门电路控制γ闪烁照相法进行放射性核素血池显像，可观察壁动作及测定心室功能。

（5）心室晚电位（LPs）：心肌梗死时 LPs 阳性率为 28%～58%，其出现不似陈旧性心肌梗死稳定，但与室速与室颤有关，阳性者应进行心电监护及予以有效治疗。

（6）磁共振成像扫描（MRI 技术）：易获得清晰的空间隔像，故对发现间隔段运动障碍、间隔心肌梗死并发症较其他方法优越。

（7）实验室检查。

1）血常规：白细胞计数上升，达 $10～20×10^9/L$，中性粒细胞增至 75%～90%。

2）红细胞沉降率增快；C 反应蛋白（CRP）增高可持续 1～3 周。

3）血清酶学检查：心肌细胞内含有大量的酶，受损时这些酶进入血液，测定血中心肌酶谱对诊断及估计心肌损害程度有十分重要的价值。常用的有①血清肌酸磷酸激酶（CPK）：发病 4～6 h 在血中出现，24 h 达峰值，后很快下降，2～3 d 消失。②乳酸脱氢酶（LDH）：在起病 8～10 h 后升高，时间在 2～3 d 达到高峰，持续 1～2 周恢复正常。其中 CPK 的同工酶 CPK-MB 和 LDH 的同工酶 CDH，诊断的特异性最高，其增高程度还能更准确地反映梗死的范围。

4）肌红蛋白测定：血清肌红蛋白升高出现时间比 CPK 略早，约在 2 h 左右，多数 24h 即恢复正常；尿肌红蛋白在发病后 5～40 h 开始排泄，持续时间平均达 83 h。

（二）护理目标

（1）患者疼痛减轻。

（2）患者能遵医嘱服药，说出治疗的重要性。

（3）患者的活动量增加、心率正常。

（4）生命体征维持在正常范围。

（5）患者看起来放松。

（三）护理措施

1.一般护理

（1）安置患者于冠心病监护病房（CCU），连续监测心电图、血压、呼吸 5～7 日，对行漂浮导管检查者做好相应护理，询问患者有无心悸、胸闷、胸痛、气短、乏力、头晕等不适。

（2）病室保持安静、舒适，限制探视，有计划地护理患者，减少对患者的干扰，保证患者充足的休息和睡眠时间，防止任何不良刺激。据病情安置患者于半卧位或平卧位。如无并发症，24 h 内可在床上活动肢体，无合并症者可在床上坐起，逐渐过渡到坐在床边或椅子上，每次 20 min，每日 3～5 次，鼓励患者深呼吸；第 1～2 周后开始在室内走动，逐步过渡到室外行走；第 3～4 周可试着上下楼梯或出院。病情严重或有并发症者应适当延长卧床时间。

（3）介绍本病知识和监护室的环境。关心、尊重、鼓励、安慰患者，以和善的态度回答患者提出的问题，帮助其树立战胜疾病的信心。

（4）给予低钠、低脂、低胆固醇、无刺激、易消化的饮食，少量多餐，避免进食过饱。

（5）心肌梗死患者由于卧床休息、消化功能减退、哌替啶或吗啡等止痛药物的应用，使胃肠功能和膀胱收缩无力抑制，易发生便秘和尿潴留。应予以足够的重视，酌情给予轻泻剂，嘱患者排便时勿屏气，避免增加心脏负担和导致附壁血栓脱落。排便不畅时宜加用开塞露，对 5 日无大便者可保留灌肠或给低压盐水灌肠。对排尿不畅者，可采用物理或诱导法，协助排尿，必要时行导尿。

（6）吸氧：氧治疗可提高改善低氧血症，有利于心肌梗死的康复。急性期给患者高流量吸氧，持续 48 h。氧流量为每分钟 3～5 L，病情变化可延长吸氧时间。待疼痛减轻，休克解除，可减低氧流量。注意鼻导管的通畅，24 h 更换 1 次。如果合并急性左心衰竭，出现重度低氧血症时。死亡率较高，可采用加压吸氧或酒精除泡沫吸氧。

（7）防止血栓性静脉炎或深部静脉血栓形成：血栓性静脉炎表现为受累静脉局部红、肿、痛，可延伸呈条索状，多因反复静脉穿刺输液和多种药物输注所致。所以行静脉穿刺时应严格无菌操作，患者感觉输液局部皮肤疼痛或红肿，应及时更换穿刺部位，并予以热敷或理疗。下肢静脉血栓形成一般在血栓较大引起阻塞时才出现患肢肤色改变，皮肤温度升高和可凹性水肿。应注意每日协助患者做被动下肢活动 2～3 次，注意下肢皮肤温度和颜色的变化，避免选用下肢静脉输液。

2.病情观察与护理

急性心肌梗死系危重疾病，应早期发现危及患者生命的先兆表现，如能得到及时处理，可使病情转危为安。故须严密观察以下情况。

（1）血压：始发病时应 0.5～1 h 测量一次血压，随血压恢复情况逐步减少测量次数为每日 4～6 次，基本稳定后每日 1～2 次。若收缩压在 12 kPa（90 mmHg）以下，脉压减小，且音调低落，要注意患者的意识状态、脉搏、面色、皮肤色泽及尿量等，是否有心源性休克的发生。此时，在通知医师的同时，对休克者采取抗休克措施，如补充血容量，应用升压药、血管扩张剂以及纠正酸中毒，避免脑缺氧，保护肾功能等。有条件者应准备好中心静脉压测定装置或漂浮导管测定肺微血管楔嵌压设备，以正确应用输液量及调节液体滴速。

（2）心率、心律：在冠心病监护病房（CCU）进行连续的心电、呼吸监测，在心电监测示波屏上，应注意观察心率及心律变化。及时检出可能作为恶性心动过速先兆的任何室性期前收缩，以及室颤或完全性房室传导阻滞，严重的窦性心动过缓，房性心律失常等，如发现室性期前收缩为：①每分钟 5 次以上；②呈二、三联律；③多源性早搏；④室性期前收缩的 R 波落在前一次主搏的 T 波之上，均为转变阵发性室性心动过速及心室颤动的先兆，易造成心搏骤停。遇有上述情况，在立即通知医师的同时，需应用相应的抗心律失常药物，并准备好除颤器和人工心脏起搏器，协同医师抢救处理。

（3）胸痛：急性心肌梗死患者常伴有持续剧烈的胸痛，因此，应注意观察患者的胸痛程度，因剧烈胸痛可导致低血压，加重心肌缺氧，扩大梗死面积，引起心力衰竭、休克及心律失常。常用的止痛剂有罂粟碱肌内注射或静脉滴注，硝酸甘油 0.6 mg 含服，疼痛较重者可用哌替啶（度冷丁）或吗啡。在护理中应注意可能出现的药物不良反应，同时注意观察血压、尿量、呼吸及一般状态，确保用药的安全。

（4）呼吸急促：注意观察患者的呼吸状态，对有呼吸急促的患者应注意观察血压、皮肤黏膜的血循环情况、肺部体征的变化以及血流动力学和尿量的变化。发现患者有呼吸急促、不能平卧、烦躁不安、咳嗽、咯泡沫样血痰时，立即取半坐位，给予吸氧，准备好快速强心、利尿剂，配合医生按急性心力衰竭处理。

（5）体温：急性心肌梗死患者可有低热，体温在 37℃～38.5℃，多持续 3d 左右。如体温持续升高，1 周后仍不下降，应疑有继发性肺部或其他部位感染，及时向医生报告。

（6）意识变化：如发现患者意识恍惚，烦躁不安，应注意观察血流动力学及尿量的变化。警惕心源性休克的发生。

（7）器官栓塞：在急性心肌梗死第 1、2 周内，注意观察组织或脏器有无发生栓塞现象。因左心室内附壁血栓可脱落，而引起脑、肾、四肢、肠系膜等动脉栓塞，应及时向医师报告。

（8）心室膨胀瘤：在心肌梗死恢复过程中，心电图表现虽有好转，但患者仍有顽固性心力衰竭或心绞痛发作，应疑有心室膨胀瘤的发生。这是由于在心肌梗死区愈合过程中，心肌被结缔组织替代，成为无收缩力的薄弱纤维瘢痕区。该区内受心腔内的压力而向外呈囊状膨出，造成心室膨胀瘤。应配合医师进行 X 线检查以确诊。

（9）心肌梗死后综合征：需注意在急性心肌梗死后 2 周、数月甚至 2 年内，可并发心肌梗死后综合征。表现为肺炎、胸膜炎和心包炎征象，同时有发热、胸痛、血细胞沉降率和白细胞计数升高现象，酷似急性心肌梗死的再发。这是由于坏死心肌引起机体自身免疫变态反应所致。如心肌梗死的特征性心电图变化有好转现象又有上述表现时，应做好 X 线检查的准备，配合医师做出鉴别诊断。因本病应用激素治疗效果良好，若因误诊而用抗凝药物，可导致心腔内出血而发生急性心包填塞。故应严密观察病情，在确诊为本病后，应向患者及家属做好解释工作，解除顾虑，必要时给患者应用镇痛及镇静剂；做好休息、饮食等生活护理。

（四）健康教育

（1）注意劳逸结合，根据心功能进行适当的康复锻炼。

（2）避免紧张、劳累、情绪激动、饱餐、便秘等诱发因素。

（3）节制饮食，禁忌烟酒、咖啡、酸辣刺激性食物，多吃蔬菜、蛋白质类食物，少食动物脂肪、胆固醇含量较高的食物。

（4）按医嘱服药，随身常备硝酸甘油等扩张冠状动脉药物，定期复查。

（5）指导患者及家属在病情突变时，采取简易应急措施。

第三章　呼吸疾病护理

第一节　支气管扩张

支气管扩张（bronchiectasis），是指直径大于 2 mm 的支气管由于管壁的肌肉和弹性组织破坏引起的慢性异常扩张。临床特点为慢性咳嗽、咳大量脓性痰和（或）反复咯血。患者常有童年麻疹、百日咳或支气管肺炎等病史。随着人们生活条件的改善，麻疹、百日咳疫苗的预防接种，以及抗生素的应用，本病发病率已明显降低。

一、病因及发病机制

（一）支气管-肺组织感染和支气管阻塞

支气管-肺组织感染和支气管阻塞是支气管扩张的主要病因。感染和阻塞症状相互影响，促使支气管扩张的发生和发展。其中婴幼儿期支气管-肺组织感染是最常见的病因，如婴幼儿麻疹、百日咳、支气管肺炎等。

由于儿童支气管较细，易阻塞，且管壁薄弱，反复感染破坏支气管壁各层结构，尤其是平滑肌和弹性纤维的破坏削弱了对管壁的支撑作用。支气管炎使支气管黏膜充血、水肿、分泌物阻塞管腔，导致引流不畅而加重感染。支气管内膜结核、肿瘤、异物引起管腔狭窄、阻塞，也是导致支气管扩张的原因之一。由于左下叶支气管细长，且受心脏血管压迫引流不畅，容易发生感染，故支气管扩张左下叶比右下叶多见。肺结核引起的支气管扩张多发生在上叶。

（二）支气管先天性发育缺陷和遗传因素

此类支气管扩张较少见，如巨大气管-支气管症、Kartagener 综合征（支气管扩张、鼻窦炎和内脏转位）、肺囊性纤维化、先天性丙种球蛋白缺乏症等。

（三）全身性疾病

目前已发现类风湿关节炎、克罗恩病、溃疡性结肠炎、系统性红斑狼疮、支气管哮喘等疾病可同时伴有支气管扩张；有些不明原因的支气管扩张患者，其体液免疫和（或）细胞免疫功能有不同程度的异常，提示支气管扩张可能与机体免疫功能失调有关。

二、临床表现

（一）症状

1.慢性咳嗽、大量脓痰

痰量与体位变化有关。晨起或夜间卧床改变体位时，咳嗽加剧、痰量增多。痰量多少可估计病情严重程度。感染急性发作时，痰量明显增多，每日可达数百毫升，外观呈黄绿色脓性痰，痰液静置后出现分层的特征：上层为泡沫；中层为脓性黏液；下层为坏死组织沉淀物。合并厌氧菌感染时痰有臭味。

2.反复咯血

50%～70%的患者有程度不等的反复咯血，咯血量与病情严重程度和病变范围不完全一致。大量咯血最主要的危险是窒息，应紧急处理。部分发生于上叶的支气管扩张，引流较好，痰量不多或无痰，以反复咯血为唯一症状，称为"干性支气管扩张"。

3.反复肺部感染

其特点是同一肺段反复发生肺炎并迁延不愈。

4.慢性感染中毒症状

反复感染者可出现发热、乏力、食欲缺乏、消瘦、贫血等，儿童可影响发育。

（二）体征

早期或干性支气管扩张多无明显体征，病变重或继发感染时在下胸部、背部常可闻及局限性、固定性湿啰音，有时可闻及哮鸣音；部分慢性患者伴有杵状指（趾）。

三、辅助检查

（一）胸部 X 线检查

早期无异常或仅见患侧肺纹理增多、增粗现象。典型表现是轨道征和卷发样阴影，感染时阴影内出现液平面。

（二）胸部 CT 检查

管壁增厚的柱状扩张或成串成簇的囊状改变。

（三）纤维支气管镜检查

有助于发现患者出血的部位，鉴别腔内异物、肿瘤或其他支气管阻塞原因。

四、诊断要点

根据患者有慢性咳嗽、大量脓痰、反复咯血的典型临床特征，以及肺部闻及固定而局限性的湿啰音，结合儿童时期有诱发支气管扩张的呼吸道病史，一般可作出初步临床诊断。胸部影像学检查和纤维支气管镜检查可进一步明确诊断。

五、治疗要点

治疗原则是保持呼吸道引流通畅、控制感染、处理咯血，必要时手术治疗。

（一）保持呼吸道通畅

1.药物治疗

祛痰药及支气管舒张药具有稀释痰液、促进排痰作用。

2.体位引流

对痰多且黏稠者作用尤其重要。

3.经纤维支气管镜吸痰

若体位引流排痰效果不理想，可经纤维支气管镜吸痰及生理盐水冲洗痰液，也可局部注入抗生素。

（二）控制感染

积极控制感染是支气管扩张急性感染期的主要治疗措施。应根据症状、体征、痰液性状，必要时参考细菌培养及药物敏感试验结果选用抗菌药物。

（三）手术治疗

对反复呼吸道急性感染或大咯血、病变局限在一叶或一侧肺组织、经药物治疗无效以及全身状况良好的患者，可考虑手术切除病变肺段或肺叶。

六、常用护理诊断

（一）清理呼吸道无效

咳嗽、大量脓痰、肺部湿啰音与痰液黏稠和无效咳嗽有关。

（二）有窒息的危险

与痰多、痰液黏稠或大咯血造成气道阻塞有关。

（三）营养失调

乏力、消瘦、贫血、发育迟缓与反复感染导致机体消耗增加以及患者食欲缺乏、营养物质摄入不足有关。

（四）恐惧

精神紧张、面色苍白、出冷汗与突然或反复大咯血有关。

七、护理措施

（一）一般护理

1.休息与环境

急性感染或咯血时应卧床休息，大咯血患者须绝对卧床，取患侧卧位。病室内保持空气流通，维持适宜的温湿度，注意保暖。

2.饮食护理

提供高热量、高蛋白、高维生素饮食，发热患者给予高热量流质或半流质饮食，避免冰冷、油腻、辛辣食物诱发咳嗽。鼓励患者多饮水，每天 1500 mL 以上，以稀释痰液。指导患者在咳痰后及进食前后用清水或漱口液漱口，保持口腔清洁，促进食欲。

（二）病情观察

观察痰液量、颜色、性质、气味和与体位的关系，记录 24 h 痰液排出量；定期测量生命体征，记录咯血量，观察咯血的颜色、性质及量；病情严重者须观察有无窒息前症状，发现窒息先兆，立即向医生汇报并配合处理。

（三）对症护理

1.促进排痰

（1）指导有效咳嗽和正确的排痰方法。

（2）采取体位引流者需依据病变部位选择引流体位，使病肺居上，引流支气管开口向下，利于痰液流出。一般于饭前 1 h 进行。引流时可配合胸部叩击，提高引流效果。

（3）必要时遵医嘱选用祛痰剂或β_2受体激动药喷雾吸入，扩张支气管、促进排痰。

2.预防窒息

（1）痰液排除困难者，鼓励多饮水或雾化吸入，协助患者翻身、拍背或体位引流，以促进痰液排除，减少窒息发生的危险。

（2）密切观察患者的表情、神志、生命体征，观察并记录痰液的颜色、量与性质，及时发现和判断患者有无发生窒息的可能。如患者突然出现烦躁不安、神志不清，面色苍白或发绀、出冷汗、呼吸急促、咽喉部明显的痰鸣音，应警惕窒息的发生，并及时通知医生。

（3）对意识障碍、年老体弱、咳嗽咳痰无力、咽喉部明显的痰鸣音、神志不清者，突然大量呕吐物涌出等高危患者，应立即做好抢救准备，如迅速备好吸引器、气管插管或气管切开等用物，积极配合抢救工作。

（四）心理护理

病程较长，咳嗽、咳痰、咯血反复发作或逐渐加重时，患者易产生焦虑、沮丧情绪。护士应多与其交谈，讲明支气管扩张反复发作的原因及治疗进展，帮助患者树立战胜疾病的信心，缓解焦虑不安情绪。咯血时医护人员应陪伴、安慰患者，帮助情绪稳定，避免因情绪波动加重出血。

（五）健康教育

1.疾病知识指导

帮助患者及家属了解疾病发生、发展与治疗、护理过程。与其共同制订长期防治计划。宣传防治百日咳、麻疹、支气管肺炎、肺结核等呼吸道感染的重要性；及时治疗上呼吸道慢性病灶；避免受凉，预防感冒；戒烟、减少刺激性气体吸入，防止病情恶化。

2.生活指导

讲明加强营养对机体康复的作用，使患者能主动摄取必需的营养素，以增强机体抗病能力。鼓励患者参加体育锻炼，建立良好的生活习惯，劳逸结合，以维护心、肺功能状态。

3.用药指导

向患者介绍常用药物的用法和注意事项，观察疗效及不良反应。指导患者及家属学习和掌握有效咳嗽、胸部叩击、雾化吸入和体位引流的方法，以利于长期坚持，控制病情的发展；了解抗生素的作用、用法和不良反应。

4.自我监测指导

定期复查。嘱患者按医嘱服药，教患者学会观察药物的不良反应。教会患者识别病情变化的征象，观察痰液量、颜色、性质、气味和与体位的关系，并记录24h痰液排出量。如有咯血，窒息先兆，应立即前往医院就诊。

第二节　支气管哮喘

支气管哮喘是一种慢性气管炎症性疾病，其支气管壁存在以肥大细胞、嗜酸性粒细胞和T细胞为主的炎性细胞浸润，可经治疗缓解或自然缓解。本病多发于青少年，儿童多于成人，城市多于农村。近几年的流行病学显示，哮喘的发病率或病死率均有所增加，我国哮喘发病率为1%～2%。支气管哮喘的病因较为复杂，大多在遗传因素的基础上，受到体内外多种因素激发而发病，并反复发作。

一、临床表现

（一）症状和体征

典型的支气管哮喘，发作前多有鼻痒、打喷嚏、流涕、咳嗽、胸闷等先兆症状，进而出现呼气性的呼吸困难伴喘鸣，患者被迫呈端坐呼吸，咳嗽、咳痰。发作持续几十分钟至数小时后自行或经治疗缓解。此为速发性哮喘反应。迟发性哮喘反应时，患者气管呈持续高反应性状态，上述表现更为明显，较难控制。

少数患者可出现哮喘重度或危重度发作，表现为重度呼气性呼吸困难、焦虑、烦躁、端坐呼吸、大汗淋漓、嗜睡或意识模糊，经应用一般支气管扩张药物仍不能缓解。此类患者不及时救治，可危及生命。

（二）辅助检查

1.血液检查

嗜酸性粒细胞、血清总免疫球蛋白 E（IgE）及特异性免疫球蛋白 E 均可增高。

2.胸部 X 线检查

哮喘发作期由于肺脏充气过度，肺部透亮度增高，合并感染时可见肺纹理增多及炎症阴影。

3.肺功能检查

哮喘发作期有关呼气流速的各项指标，如第 1 秒用力呼气容积（FEV_1）、最大呼气流速峰值（PEF）等均降低。

二、治疗原则

本病的防治原则是去除病因，控制发作和预防发作。控制发作应根据患者发作的轻重程度，抓住解痉、抗炎两个主要环节，迅速控制症状。

（一）解痉

哮喘轻、中度发作时，常用氨茶碱稀释后静脉注射或加入液体中静脉滴注。根据病情吸入或口服β-受体激动剂。常用的β受体激动剂气雾吸入剂有特布他林（喘康速）、沙丁胺醇（喘乐宁、舒喘灵）等。

哮喘重度发作时，应及早静脉给予足量氨茶碱及琥珀酸氢化可的松或甲泼尼龙琥珀酸钠，待病情得到控制后再逐渐减量，改为口服泼尼松龙，或根据病情吸入糖皮质激素，应注意不宜骤然停药，以免复发。

（二）抗感染

肺部感染的患者，应根据细菌培养及药敏结果选择应用有效抗生素。

（三）稳定内环境

及时纠正水、电解质及酸碱失衡。

（四）保证气管通畅

痰多而黏稠不易咳出或有严重缺氧及二氧化碳潴留者，应及时行气管插管吸出痰液，必要时行机械通气。

三、护理

（一）一般护理

（1）将患者安置在清洁、安静、空气新鲜、阳光充足的房间，避免接触过敏原，如花粉、皮毛、油烟等。护理操作时防止灰尘飞扬。喷洒灭蚊蝇剂或某些消毒剂时要转移患者。

（2）患者哮喘发作呼吸困难时应给予适宜的靠背架或过床桌，让患者伏桌而坐，以帮助呼吸，减少疲劳。

（3）给予营养丰富的易消化的饮食，多食蔬菜、水果，多饮水。同时注意保持大便通畅，减少因用力排便所致的疲劳。严禁食用与患者发病有关的食物，如鱼、虾、蟹等，并协助患者寻找过敏原。

（4）危重期患者应保持皮肤清洁干燥，定时翻身，防止褥疮发生。因大剂量使用糖皮质激素，应做好口腔护理，防止发生口腔炎。

（5）哮喘重度发作时，由于大汗淋漓，呼吸困难甚至有窒息感，所以患者极度紧张、烦躁、疲倦。要耐心安慰患者，及时满足患者需求，缓解紧张情绪。

（二）观察要点

1.观察哮喘发作先兆

如患者主诉有鼻、咽、眼部发痒及咳嗽、流鼻涕等黏膜过敏症状时，应及时报告医师采取措施，减轻发作症状，尽快控制病情。

2.观察药物毒副作用

氨茶碱 0.25 g 加入 25%～50%葡萄糖注射液 20 mL 中静脉推注，时间至少要在 5 min 以上，因浓度过高或推注过快可使心肌过度兴奋而产生心悸、惊厥、血压骤降等严重反应。使用时要现配现用，静脉滴注时，不宜与维生素 C、促皮质激素、去甲肾上腺素、四环素类等配伍。糖皮质激素类药物久用可引起钠潴留、血钾降低、消化道溃疡病、高血压、糖尿病、骨质疏松、停药反跳等，须加强观察。

3.根据患者缺氧情况调整氧流量

一般为 3～5 L/min。保持气体充分湿化，氧气湿化瓶每日更换、消毒，防止医源性感染。

4.观察痰液黏稠度

哮喘发作患者由于过度通气，出汗过多，因而身体丢失水分增多，致使痰液黏稠形成痰栓，阻塞小支气管，导致呼吸不畅，感染难以控制。应通过静脉补液和饮水补足水分和电解质。

5.严密观察有无并发症

如自发性气胸、肺不张、脱水、酸碱失衡、电解质紊乱、呼吸衰竭、肺性脑病等并发症。监测动脉血气、生化指标，如发现异常需及时对症处理。

6.注意呼吸频率、深浅幅度和节律

重度发作患者喘鸣音减弱乃至消失，呼吸变浅，神志改变，常提示病情危急，应及时处理。

（三）家庭护理

1.增强体质，积极防治感染

平时注意增加营养，根据病情做适量体力活动，如散步、做简易操、打太极拳等，以提高机体免疫力。当感染发生时应及时就诊。

2.注意防寒避暑

寒冷可引起支气管痉挛，分泌物增加，同时感冒易致支气管及肺部感染。因此，冬季应适当提高居室温度，秋季进行耐寒锻炼防治感冒，夏季避免大汗，防止痰液过稠不易咳出。

3.尽量避免接触过敏原

患者应戒烟，尽量避免到人员众多、空气污浊的公共场所。保持居室空气清新，室内可安装空气净化器。

4.防止呼吸肌疲劳

坚持进行呼吸锻炼。

5.稳定情绪

一旦哮喘发作，应控制情绪，保持镇静，及时吸入支气管扩张气雾剂。

6.家庭氧疗

家庭氧疗又称缓解期氧疗，对于患者的病情控制、存活期的延长和生活质量的提高有重要意义。家庭氧疗时应注意氧流量的调节，严禁烟火，防止火灾。

7.缓解期处理

哮喘缓解期的防治非常重要，对于防止哮喘发作及恶化，维持正常肺功能，提高生活质量，保持正常活动量等均具有重要意义。哮喘缓解期患者，应坚持吸入糖皮质激素，可有效控制哮喘发作，吸入色甘酸钠和口服酮替芬亦有一定的预防哮喘发作的作用。

第三节 慢性阻塞性肺疾病

慢性阻塞性肺疾病（chronic obstructive pulmonary disease，COPD）是一种以不完全可逆性气流受限为特征，呈进行性发展的肺部疾病。COPD 是呼吸系统疾病中的常见病和多发病，由于其患者数多，死亡率高，社会经济负担重，已成为一个重要的公共卫生问题。在世界范围内，COPD 的死亡率居所有死因的第 4 位。根据世界银行/世界卫生组织发表的研究，至 2020 年 COPD 将成为世界疾病经济负担的第 5 位。在我国，COPD 同样是严重危害人民群体健康的重要慢性呼吸系统疾病，1992 年对我国北部及中部地区农村 102230 名成人调查显示，COPD 约占 15 岁以上人群的 3%，近年来对我国 7 个地区 20245 名成年人进行调查，COPD 的患病率占 40 岁以上人群的 8.2%，患病率之高是十分惊人的。

COPD 与慢性支气管炎及肺气肿密切相关。慢性支气管炎（简称慢支）是指气管、支气管黏膜及其周围组织的慢性、非特异性炎症。如患者每年咳嗽、咳痰达 3 个月以上，连续 2 年或以上，并排除其他已知原因的慢性咳嗽，即可诊断为慢性支气管炎。阻塞性肺气肿（简称肺气肿）是指肺部终末细支气管远端气腔出现异常持久的扩张，并伴有肺泡壁和细支气管的破坏而无明显肺纤维化。当慢性支气管炎和（或）肺气肿患者肺功能检查出现气流受限并且不能完全可逆时，可视为 COPD。如患者只有慢性支气管炎和（或）肺气肿，而无气流受限，则不能视为 COPD，而视为 COPD 的高危期。支气管哮喘也具有气流受限，但支气管哮喘是一种特殊的气道炎症性疾病，其气流受限具有可逆性，它不属于 COPD。

一、护理评估

（一）病因及发病机制

确切的病因不清，可能与下列因素有关。

1.吸烟

吸烟是最危险的因素。国内外的研究均证明吸烟与慢支的发生有密切关系，吸烟者慢性支气管炎的患病率比不吸烟者高2～8倍，吸烟时间越长，量越大，COPD患病率越高。烟草中的多种有害化学成分，可损伤气道上皮细胞使巨噬细胞吞噬功能降低和纤毛运动减退；黏液分泌增加，使气道净化能力减弱；支气管黏膜充血水肿、黏液积聚，而易引起感染。慢性炎症及吸烟刺激黏膜下感受器，引起支气管平滑肌收缩，气流受限。烟草、烟雾还可使氧自由基增多，诱导中性粒细胞释放蛋白酶，抑制抗蛋白酶系统，使肺弹力纤维受到破坏，诱发肺气肿形成。

2.职业性粉尘和化学物质

职业性粉尘及化学物质，如烟雾、过敏原、工业废气及室内污染空气等，浓度过大或接触时间过长，均可导致与吸烟无关的COPD。

3.空气污染

大气污染中的有害气体（如二氧化硫、二氧化氮、氯气等）可损伤气道黏膜，并有细胞毒作用，使纤毛清除功能下降，黏液分泌增多，为细菌感染创造条件。

4.感染

感染是COPD发生发展的重要因素之一。长期、反复感染可破坏气道正常的防御功能，损伤细支气管和肺泡。主要病毒为流感病毒、鼻病毒和呼吸道合胞病毒等；细菌感染以肺炎链球菌、流感嗜血杆菌、卡他莫拉菌及葡萄球菌为多见，支原体感染也是重要因素之一。

5.蛋白酶-抗蛋白酶失衡

蛋白酶对组织有损伤和破坏作用；抗蛋白酶对弹性蛋白酶等多种蛋白酶有抑制功能。在正常情况下，弹性蛋白酶与其抑制因子处于平衡状态。其中α_1-抗胰蛋白酶（α_1-AT）是活性最强的一种。蛋白酶增多和抗蛋白酶不足均可导致组织结构破坏产生肺气肿。

6.其他

机体内在因素如呼吸道防御功能及免疫功能降低、自主神经功能失调、营养、气温的突变等都可能参与COPD的发生、发展。

（二）病理生理

COPD 的病理改变主要为慢性支气管炎和肺气肿的病理改变。COPD 对呼吸功能的影响，早期病变仅局限于细小气道，表现为闭合容积增大。病变侵入大气道时，肺通气功能明显障碍；随肺气肿的日益加重，大量肺泡周围的毛细血管受膨胀的肺泡挤压而退化，使毛细血管大量减少，肺泡间的血流量减少，导致通气与血流比例失调，使换气功能障碍。由通气和换气功能障碍引起缺氧和二氧化碳潴留，进而发展为呼吸衰竭。

（三）健康史

询问患者是否存在引起慢支的各种因素如感染、吸烟、大气污染、职业性粉尘和有害气体的长期吸入、过敏等；是否有呼吸道防御功能及免疫功能降低、自主神经功能失调等。

（四）身体状况

1.主要症状

（1）慢性咳嗽：晨间起床时咳嗽明显，白天较轻，睡眠时有阵咳或排痰。随病程发展可终身不愈。

（2）咳痰：一般为白色黏液或浆液性泡沫痰，偶可带血丝，清晨排痰较多。急性发作伴有细菌感染时，痰量增多，可有脓性痰。

（3）气短或呼吸困难：早期仅在体力劳动或上楼等活动时出现，随着病情发展逐渐加重，日常活动甚至休息时也感到气短等，是 COPD 的标志性症状。

（4）喘息和胸闷：重度患者或急性加重时出现喘息，甚至静息状态下也感气促。

（5）其他：晚期患者有体重下降、食欲缺乏等全身症状。

2.护理体检

早期可无异常，随疾病进展慢性支气管炎病例可闻及干啰音或少量湿啰音。有喘息症状者可在小范围内出现轻度哮鸣音。肺气肿早期体征不明显，随疾病进展出现桶状胸，呼吸活动减弱，触觉语颤减弱或消失；叩诊呈过清音，心浊音界缩小或不易叩出，肺下界和肝浊音界下移，听诊心音遥远，两肺呼吸音普遍减弱，呼气延长，并发感染时，可闻及湿啰音。

3.COPD 严重程度分级

根据第一秒用力呼气容积占用力肺活量的百分比（$FEV_1/FVC\%$）、第 1 秒用力呼气容积占预计值百分比（$FEV_1\%$预计值）和症状对 COPD 的严重程度做出分级。

Ⅰ级：轻度，$FEV_1/FVC < 70\%$、$FEV_1 \geq 80\%$预计值，有或无慢性咳嗽、咳痰症状。

Ⅱ级：中度，$FEV_1/FVC < 70\%$、50%预计值 $\leq FEV_1 < 80\%$预计值，有或无慢性咳嗽、咳痰症状。

Ⅲ级：重度，$FEV_1/FVC < 70\%$、30%预计值 $\leq FEV_1 < 50\%$预计值，有或无慢性咳嗽、咳痰症状。

Ⅳ级：极重度，$FEV_1/FVC < 70\%$、$FEV_1 < 30\%$预计值或 $FEV_1 < 50\%$预计值，伴慢性呼吸衰竭。

4.COPD 病程分期

COPD 按病程可分为急性加重期和稳定期，前者指在短期内咳嗽、咳痰、气短和（或）喘息加重、脓痰量增多，可伴发热等症状；稳定期指咳嗽、咳痰、气短症状稳定或轻微。

5.并发症

COPD 可并发慢性呼吸衰竭、自发性气胸、慢性肺源性心脏病。

（五）实验室及其他检查

1.肺功能检查

肺功能检查是判断气流受限的主要客观指标，对 COPD 诊断、严重程度评价、疾病进展、预后及治疗反应等有重要意义。第 1 秒用力呼气容积（FEV_1）占用力肺活量（FVC）的百分比（$FEV_1/FVC\%$）是评价气流受限的敏感指标。第 1 秒用力呼气容积（FEV_1）占预计值百分比（$FEV_1\%$预计值），是评估 COPD 严重程度的良好指标。当

$FEV_1/FVC<70\%$ 及 $FEV_1<80\%$ 预计值者，可确定为不能完全可逆的气流受限。FEV_1 的逐渐减少，大致提示肺部疾病的严重程度和疾病进展的阶段。

肺气肿呼吸功能检查示残气量增加，残气量占肺总量的百分比增大，最大通气量低于预计值的80%；第一秒时间肺活量常低于60%；残气量占肺总量的百分比增大，往往超过40%；对阻塞性肺气肿的诊断有重要意义。

2.胸部X线检查

早期胸片可无变化，可逐渐出现肺纹理增粗、紊乱等非特异性改变，肺气肿的典型X线表现为胸廓前后径增大，肋间隙增宽，肋骨平行，膈低平。两肺透亮度增加，肺血管纹理减少或有肺大泡征象。X线检查对COPD诊断特异性不高。

3.动脉血气分析

早期无异常，随病情进展可出现低氧血症、高碳酸血症、酸碱平衡失调等，用于判断呼吸衰竭的类型。

4.其他

COPD合并细菌感染时，血白细胞计数增高，核左移。痰培养可能检出病原菌。

（六）心理、社会评估

COPD由于病程长、反复发作，每况愈下，给患者带来较重的精神和经济负担，出现焦虑、悲观、沮丧等心理反应，甚至对治疗丧失信心。病情一旦发展到影响工作和会导致患者心理压力增加，生活方式发生改变，也会影响到工作，甚至因无法工作而感到孤独。

二、主要护理诊断及医护合作性问题

（一）气体交换受损

气体交换受损与气道阻塞、通气不足、呼吸肌疲劳、分泌物过多和肺泡呼吸有关。

（二）清理呼吸道无效

清理呼吸道无效与分泌物增多而黏稠、气道湿度减低和无效咳嗽有关。

（三）低效性呼吸型态

低效性呼吸型态与气道阻塞、膈肌变平以及能量不足有关。

（四）活动无耐力

活动无耐力与疲劳、呼吸困难、氧供与氧耗失衡有关。

（五）营养失调，低于机体需要量

营养失调，低于机体需要量与食欲缺乏、摄入减少、腹胀、呼吸困难、痰液增多关。

（六）焦虑

焦虑与健康状况的改变、病情危重、经济状况有关。

三、护理目标

患者痰能咳出，喘息缓解；活动耐力增强；营养得到改善；焦虑减轻。

四、护理措施

（一）一般护理

1.休息和活动

患者应采取舒适的体位，晚期患者宜采取身体前倾位，使辅助呼吸肌参与呼吸。发热、咳喘时应卧床休息，视病情安排适当的活动量，活动以不感到疲劳、不加重症状为宜。室内保持合适的温湿度，冬季注意保暖，避免直接吸入冷空气。

2.饮食护理

呼吸功能的增加可使热量和蛋白质消耗增多，导致营养不良。应制订出高热量、高蛋白、高维生素的饮食计划。正餐进食量不足时，应安排少量多餐，避免餐前和进餐时过多饮水。餐后避免平卧，有利于消化。为减少呼吸困难，保存能量，患者饭前至少休息 30 min。每日正餐应安排在患者最饥饿、休息最好的时间。指导患者采用缩唇呼吸和腹式呼吸以减轻呼吸困难。为促进食欲，给提供患者舒适的就餐环境和喜爱的食物，餐前及咳痰后漱口，保持口腔清洁；腹胀的患者应进软食，细嚼慢咽。避免进食产气的食物，如汽水、啤酒、豆类、马铃薯和胡萝卜等；避免易引起便秘的食物，如油煎食物、干果、坚果等。如果患者通过进食不能吸收足够的营养，可应用管喂饮食或全胃肠外营养。

（二）病情观察

观察咳嗽、咳痰的情况，痰液的颜色、量及性状，咳痰是否顺畅；呼吸困难的程度，能否平卧，与活动的关系，有无进行性加重；患者的营养状况、肺部体征及有无慢性呼吸衰竭、自发性气胸、慢性肺源性心脏病等并发症产生。监测动脉血气分析和水电解质、酸碱平衡情况。

（三）氧疗的护理

呼吸困难伴低氧血症者，遵医嘱给予氧疗。一般采用鼻导管持续低流量吸氧，氧流量 $1\sim2$ L/min。对 COPD 慢性呼吸衰竭者提倡进行长期家庭氧疗（LTOT）。LTOT 为持续低流量吸氧它能改变疾病的自然病程，改善生活质量。LTOT 是指一昼夜吸入低浓度氧 15 h 以上，并持续较长时间，使 $PaO_2\geqslant60$ mmHg（7.99kPa），或 SaO_2 升至 90% 的一种氧疗方法。LTOT 指征：①$PaO_2\leqslant55$ mmHg（7.33kPa）或 $SaO_2\leqslant88\%$，有或没有高碳酸血症。②PaO_2 为 $55\sim60$ mmHg（$7.99\sim7.33$ kPa）或 $SaO_2<88\%$，并有肺动脉高压、心力衰竭所致的水肿或红细胞增多症（血细胞比容>0.55）。LTOT 对血流动力学、运动耐力、肺生理和精神状态均会产生有益的影响，从而提高 COPD 患者的生活质量和生存率。

COPD 患者因长期二氧化碳潴留，主要靠缺氧刺激呼吸中枢，如果吸入高浓度的氧，反而会导致呼吸频率和幅度降低，引起二氧化碳潴留。而持续低流量吸氧维持 $PaO_2\geqslant60$ mmHg（7.99 kPa），既能改善组织缺氧，也可防止因缺氧状态解除而抑制呼吸中枢。护理人员应密切注意患者吸氧后的变化，如观察患者的意识状态、呼吸的频率及幅度、有无窒息或呼吸停止和动脉血气复查结果。氧疗有效指标：患者呼吸困难减轻、呼吸频率减慢、发绀减轻、心率减慢、活动耐力增加。

（四）用药护理

1.稳定期治疗用药

（1）支气管舒张药：短期应用以缓解症状，长期规律应用预防和减轻症状。常选用β₂肾上腺素受体激动剂、抗胆碱药、氨茶碱或其缓（控）释片。

（2）祛痰药：对痰不易咳出者可选用盐酸氨溴索或羧甲司坦。

2.急性加重期的治疗用药

使用支气管舒张药及对低氧血症者进行吸氧外，应根据病原菌类型及药物敏感情况合理选用抗生素治疗。如给予β内酰胺类/β内酰胺酶抑制剂；第二代头孢菌素、大环内酯类或喹诺酮类。如出现持续气道阻塞，可使用糖皮质激素。

3.遵医嘱用药

遵医嘱应用抗生素，支气管舒张药，祛痰药物，注意观察疗效及不良反应。

（五）呼吸功能锻炼

COPD 患者需要增加呼吸频率来代偿呼吸困难，这种代偿多数是依赖于辅助呼吸肌参与呼吸，即胸式呼吸，而非腹式呼吸。然而胸式呼吸的有效性要低于腹式呼吸，患者容易疲劳。因此，护理人员应指导患者进行缩唇呼气、腹式呼吸、膈肌起搏（体外膈神经电刺激）、吸气阻力器等呼吸锻炼，以加强胸、膈呼吸肌肌力和耐力，改善呼吸功能。

1.缩唇呼吸

缩唇呼吸的技巧是通过缩唇形成的微弱阻力来延长呼气时间，增加气道压力，延缓气道塌陷。患者闭嘴经鼻吸气，然后通过缩唇（吹口哨样）缓慢呼气，同时收缩腹部。吸气与呼气时间比为 1∶2 或 1∶3。缩唇大小程度与呼气流量，以能使距口唇 15～20 cm 处，与口唇等高点水平的蜡烛火焰随气流倾斜又不至于熄灭为宜。

2.膈式或腹式呼吸

患者可取立位、平卧位或半卧位，两手分别放于前胸部和上腹部。用鼻缓慢吸气时，膈肌最大程度下降，腹肌松弛，腹部凸出，手感到腹部向上抬起。呼气时用口呼出，腹肌收缩，膈肌松弛，膈肌随腹腔内压增加而上抬，推动肺部气体排出，手感到腹部下降。

另外，可以在腹部放置小枕头或书籍锻炼腹式呼吸。如果吸气时，物体上升，证明是腹式呼吸。缩唇呼吸和腹式呼吸每日训练 3～4 次，每次重复 8～10 次。腹式呼吸需要增加能量消耗，因此指导患者只能在疾病恢复期如出院前进行训练。

（六）心理护理

COPD 患者因长期患病，社会活动减少、经济收入降低等方面发生的变化，容易形成焦虑和压抑的心理状态，失去自信，躲避生活。也可由于经济原因，患者可能无法按医嘱常规使用某些药物，只能在病情加重时应用。医护人员应详细了解患者及其家庭对疾病的态度，关心体贴患者，了解患者心理、性格、生活方式等方面发生的变化，与患者和家属共同制订和实施康复计划，定期进行呼吸肌功能锻炼、合理用药等，减轻症状，增强患者战胜疾病的信心；对表现焦虑的患者，教会患者缓解焦虑的方法，如听轻音乐、下棋、做游戏等娱乐活动，以分散注意力，减轻焦虑。

（七）健康指导

1.疾病知识指导

使患者了解 COPD 的相关知识，识别和消除使疾病恶化的因素，戒烟是预防 COPD 的重要且简单易行的措施，应劝导患者戒烟；避免粉尘和刺激性气体的吸入；避免和呼吸道感染患者接触，在呼吸道传染病流行期间，尽量避免去人群密集的公共场所。指导患者要根据气候变化，及时增减衣物，避免受凉感冒。学会识别感染或病情加重的早期症状，尽早就医。

2.康复锻炼

使患者理解康复锻炼的意义，充分发挥患者进行康复的主观能动性，制订个体化的锻炼计划，选择空气新鲜、安静的环境，进行步行、慢跑、气功等体育锻炼。在潮湿、大风、严寒气候时，避免室外活动。教会患者和家属依据呼吸困难与活动之间的关系，判断呼吸困难的严重程度，以便合理地安排工作和生活。

3.家庭氧疗

对实施家庭氧疗的患者，护理人员应指导患者和家属做到以下几点

（1）了解氧疗的目的、必要性及注意事项；注意安全，供氧装置周围严禁烟火，

防止氧气燃烧爆炸；吸氧鼻导管需每日更换，以防阻塞，防止感染；氧疗装置定期更换、清洁、消毒。

（2）告诉患者和家属宜采取低流量（氧流量 1～2 L/min 或氧浓度 25%～29%）吸氧，且每日吸氧的时间不宜少于 10～15 h，因夜间睡眠时，部分患者低氧血症更为明显，故夜间吸氧不宜间断；监测氧流量，防止随意调高氧流量。

4.心理指导

引导患者适应慢性病并以积极的心态对待疾病，培养生活乐趣，如听音乐、培养养花种草等爱好，以分散注意力，减少孤独感，缓解焦虑、紧张的精神状态。

五、护理评价

氧分压和二氧化碳分压维持在正常范围内；能坚持药物治疗；能演示缩唇呼吸和腹式呼吸技术；呼吸困难发作时能采取正确体位，使用节能法；清除过多痰液，保持呼吸道通畅；使用控制咳嗽方法；增加体液摄入；减少症状恶化；根据身高和年龄维持正常体重；减少急诊就诊和入院的次数。

第四节　急性呼吸道感染

急性呼吸道感染是具有一定传染性的呼吸系统疾病，本病重点要求了解其发病的常见诱因，能识别出急性上呼吸道感染和急性气管-支气管炎的临床表现；能找出主要的护理诊断及医护合作性问题并能采取有效的护理措施对患者进行护理。

急性呼吸道感染（acute respiratory tract infection）通常包括急性上呼吸道感染和急性气管-支气管炎。急性上呼吸道感染是鼻腔、咽或喉部急性炎症的总称。常见病原体为病毒，仅有少数由细菌引起。本病全年皆可发病，但冬春季节多发，具有一定的传染性，有时引起严重的并发症，应积极防治。急性气管-支气管炎（acute tracheo-bronchitis），是指感染、物理、化学、过敏等因素引起的气管-支气管黏膜的急性炎症。可由急性上呼吸道感染蔓延而来。多见于寒冷季节或气候多变时，或气候突变时多发。

一、护理评估

（一）病因及发病机制

1.急性上呼吸道感染

急性上呼吸道感染有 70%～80%由病毒引起。其中主要包括流感病毒、副流感病毒、呼吸道合胞病毒、腺病毒、鼻病毒等。由于感染病毒类型较多，又无交叉免疫，人体产生的免疫力较弱且短暂，同时在健康人群中有病毒携带者，故一个人可有多次发病。细菌感染占 20%～30%，可直接或继病毒感染之后发生，以溶血性链球菌最为多见；其次为流感嗜血杆菌、肺炎球菌和葡萄球菌等。偶见革兰阴性杆菌。当全身或呼吸道局部防御功能降低时，尤其是年老体弱或有慢性呼吸道疾病者更易患病，原先存在于上呼吸道或外界侵入的病毒和细菌迅速繁殖，引起本病。通过含有病毒的飞沫或被污染的用具传播，引起发病。

2.急性气管-支气管炎

（1）感染：由病毒、细菌直接感染，或急性上呼吸道病毒（如腺病毒、流感病毒）、细菌（如流感嗜血杆菌、肺炎链球菌）感染迁延而来，也可在病毒感染后继发细菌感染，亦可为衣原体和支原体感染。

（2）物理、化学性因素：过冷空气、粉尘、刺激性气体或烟雾的吸入使气管-支气管黏膜受到急性刺激和损伤，引起本病。

（3）变态反应：花粉、有机粉尘、真菌孢子等的吸入以及对细菌蛋白质过敏等，均可引起气管-支气管的变态反应。寄生虫（如钩虫、蛔虫的幼虫）移行至肺，也可致病。

（二）健康史

有无受凉、淋雨、过度疲劳等使机体抵抗力降低等情况，应注意询问本次起病情况，既往健康情况，有无呼吸道慢性疾病史等。

（三）身体状况

1.急性上呼吸道感染

急性上呼吸道感染主要症状和体征个体差异大，根据病因不同可有不同类型，各型症状、体征之间无明显界定，也可互相转化。

（1）普通感冒：又称急性鼻炎或上呼吸道卡他，以鼻咽部卡他症状为主要表现，俗称"伤风"。成人多为鼻病毒所致，起病较急，初期有咽干、咽痒或咽痛，同时或数小时后有打喷嚏、鼻塞、流清水样鼻涕，2～3 日后分泌物变稠，伴咽鼓管炎可引起听力减退，伴流泪、味觉迟钝、声嘶、少量咳嗽、低热不适、轻度畏寒和头痛。检查可见鼻腔黏膜充血、水肿、有分泌物，咽部轻度充血。如无并发症，一般经 5～7 日痊愈。

流行性感冒（简称流感）则由流感病毒引起，起病急，鼻咽部症状较轻，但全身症状较重，伴高热、全身酸痛和眼结膜炎症状。而且常有较大或大范围的流行。

流行性感冒应及早应用抗流感病毒药物：起病 1～2 天应用抗流感病毒药物治疗，才能取得最佳疗效。目前抗流感病毒药物包括离子通道 M_2 阻滞剂和神经氨酸酶抑制剂两类。离子通道 M_2 阻滞剂包括金刚烷胺和金刚乙胺，主要是对甲型流感病毒有效。金刚烷胺类药物是治疗甲型流感的首选药物，有效率达 70%～90%。金刚烷胺的不良反应有神经质、焦虑、注意力不集中和轻微头痛等中枢神经系统不良反应，一般在用药后几小时出现，金刚乙胺的不良反应较小。胃肠道反应主要为恶心和呕吐，停药后可迅速消失。肾功能不全的患者需要调整金刚烷胺的剂量，对于老年人或肾功能不全者需要密切监测不良反应。神经氨酸酶抑制剂包括奥司他韦（商品名达菲），作用机制是通过干扰病毒神经氨酸酶保守的唾液酸结合位点，从而抑制病毒的复制，对 A（包括 H5N1）和 B 不同亚型流感病毒均有效。奥司他韦成人每次口服 75 mg，每天 2 次，连服 5 d，但须在症状出现 2 天内开始用药。奥司他韦不良反应少，一般为恶心、呕吐等消化道症状，也有腹痛、头痛、头晕、失眠、咳嗽、乏力等不良反应的报道。

（2）病毒性咽炎和喉炎：临床特征为咽部发痒、不适和灼热感、声嘶、讲话困难、咳嗽、咳嗽时咽喉疼痛，无痰或痰呈黏液性，有发热和乏力，伴有咽下疼痛时，常提示有链球菌感染，体格检查发现咽部明显充血和水肿、局部淋巴结肿大且触痛，提示流感病毒和腺病毒感染，腺病毒咽炎可伴有眼结合膜炎。

（3）疱疹性咽峡炎：主要由柯萨奇病毒 A 引起，夏季好发。有明显咽痛、常伴有发热，病程约一周。体格检查可见咽充血，软腭、腭垂、咽和扁桃体表面有灰白色疱疹及浅表溃疡，周围有红晕。多见儿童，偶见于成人。

（4）咽结膜热：常为柯萨奇病毒、腺病毒等引起。夏季好发，游泳传播为主，儿童多见。表现为发热、咽痛、畏光、流泪、咽及结膜明显充血。病程4～6日。

（5）细菌性咽-扁桃体炎多由溶血性链球菌感染所致，其次由流感嗜血杆菌、肺炎球菌、葡萄球菌等引起。起病急，咽痛明显、伴畏寒、发热，体温超过39℃。检查可见咽部明显充血，扁桃体充血肿大，其表面有黄色点状渗出物，颌下淋巴结肿大伴压痛，肺部无异常体征。

本病如不及时治疗可并发急性鼻窦炎、中耳炎、急性气管-支气管炎。部分患者可继发病毒性心肌炎、肾炎、风湿热等。

2.急性气管-支气管炎

急性气管-支气管炎起病较急，常先有急性上呼吸道感染的症状，继之出现干咳或少量黏液性痰，随后可转为黏液脓性或脓性痰液，痰量增多，咳嗽加剧，偶可痰中带血。全身症状一般较轻，可有发热，38℃左右，多于3～5日后消退。咳嗽、咳痰为最常见的症状，常为阵发性咳嗽，咳嗽、咳痰可延续2～3周才消失，如迁延不愈，则可演变为慢性支气管炎。呼吸音常正常或增粗，两肺可听到散在干、湿性啰音。

（四）实验室及其他检查

1.血常规

病毒感染者白细胞计数正常或偏低，淋巴细胞比例升高；细菌感染者白细胞计数和中性粒细胞比例增高，可有核左移现象。

2.病原学检查

可做病毒分离和病毒抗原的血清学检查，确定病毒类型，以区别病毒和细菌感染。细菌培养及药物敏感试验，可判断细菌类型，并可指导临床用药。

3.X 线检查

胸部 X 线多无异常改变。

二、主要护理诊断及医护合作性问题

（一）舒适的改变

鼻塞、流涕、咽痛、头痛与病毒和（或）细菌感染有关。

（二）潜在并发症

鼻窦炎、中耳炎、心肌炎、肾炎、风湿关节炎。

三、护理目标

患者躯体不适缓解，日常生活不受影响；体温恢复正常；呼吸道通畅；睡眠改善；无并发症发生或并发症被及时控制。

四、护理措施

（一）一般护理

注意隔离患者，减少探视，避免交叉感染。患者咳嗽或打喷嚏时应避免对着他人。患者使用的餐具、痰盂等用具应按规定消毒，或用一次性器具，回收后焚烧弃去。多饮水，补充足够的热量，给予清淡易消化、高热量、丰富维生素、富含营养的食物。避免刺激性食物，戒烟、酒。患者以休息为主，特别是在发热期间。部分患者往往因剧烈咳嗽而影响正常的睡眠，可给患者提供容易入睡的休息环境，保持病室适宜温度、相对湿度和空气流通。保证周围环境安静，关闭门窗。指导患者运用促进睡眠的方式，如睡前泡脚、听音乐等。必要时可遵医嘱给予镇咳、祛痰或镇静药物。

（二）病情观察

关注疾病流行情况、鼻咽部发生的症状、体征及血常规和 X 线胸片改变。注意并发症，如耳痛、耳鸣、听力减退、外耳道流脓等提示中耳炎；如头痛剧烈、发热、伴脓涕、鼻窦有压痛等提示鼻窦炎；如在恢复期出现胸闷、心悸、眼睑水肿、腰酸和关节痛等提示心肌炎、肾炎或风湿关节炎，应及时就诊。

（三）对症护理

1.高热护理

体温超过 37.5℃，应每 4 h 测体温 1 次，观察体温过高的早期症状和体征，体温突然升高或骤降时，应随时测量和记录，并及时报告医师。体温＞39℃时，要采取物理降温。降温效果不好可遵照医嘱选用适当的解热剂进行降温。患者出汗后应及时处理，保持皮肤的清洁和干燥，并注意保暖。鼓励多饮水。

2.保持呼吸道通畅

清除气管、支气管内分泌物，减少痰液在气管、支气管内的聚积。指导患者采取舒适的体位进行有效咳嗽。观察咳痰情况，如痰液较多且黏稠，可嘱患者多饮水，或遵照医嘱给予雾化吸入治疗，以湿润气道、利于痰液排出。

（四）用药护理

1.对症治疗

选用抗感冒复合剂或中成药减轻发热、头痛，减少鼻、咽充血和分泌物，如对乙酰氨基酚（扑热息痛）、银翘解毒片等。干咳者可选用右美沙芬、喷托维林（咳必清）等；咳嗽有痰可选用复方氯化铵合剂、溴己新（必嗽平），或雾化祛痰。咽痛者可含服喉片或草珊瑚片等。气喘者可用平喘药，如特布他林、氨茶碱等。

2.抗病毒药物

早期应用抗病毒药有一定疗效，可选用利巴韦林、奥司他韦、金刚烷胺、吗啉胍和抗病毒中成药等。

3.抗菌药物

如有细菌感染，最好根据药物敏感试验选择有效抗菌药物治疗，常可选用大环内酯类、青霉素类、氟喹诺酮类及头孢菌素类。

根据医嘱选用药物，告知患者药物的作用、可能发生的不良反应和服药的注意事项，如按时服药；应用抗生素者，注意观察有无迟发变态反应发生；对于应用解热镇痛药者注意避免大量出汗引起虚脱等。发现异常及时就诊等。

（五）心理护理

急性呼吸道感染预后良好，多数患者于一周内康复，仅少数患者可因咳嗽迁延不愈而发展为慢性支气管炎，患者一般无明显心理负担。但如果咳嗽较剧烈，加之伴有发热，可能会影响患者的休息、睡眠，进而影响工作和学习，个别患者产生急于缓解咳嗽等症状的焦虑情绪。护理人员应与患者进行耐心、细致的沟通，通过对病情的客观评价，解除患者的心理顾虑，建立治疗疾病的信心。

（六）健康指导

1.疾病知识指导

帮助患者和家属掌握急性呼吸道感染的诱发因素及本病的相关知识，避免受凉、过度疲劳，注意保暖；外出时可戴口罩，避免寒冷空气对气管、支气管的刺激。积极预防和治疗上呼吸道感染，症状改变或加重时应及时就诊。

2.生活指导

平时应加强耐寒锻炼，增强体质，提高机体免疫力；有规律生活，避免过度劳累；室内空气保持新鲜、阳光充足；少去人群密集的公共场所；戒烟、酒。

五、护理评价

患者舒适度改善；睡眠质量提高；未发生并发症或发生后被及时控制。

第四章　急性损伤的护理

第一节　头皮损伤

头皮损伤是因外力作用使头皮完整性或内皮发生改变，是颅脑损伤中最常见的一种。头皮分为 5 层：由外及里依次为皮肤、皮下组织、帽状腱膜、帽状腱膜下层、骨膜层。其中浅部 3 层紧密连接，不易分离；深部两层之间连接疏松，较易分离。头皮血液供应丰富，且动脉、静脉伴行，由颈内、外动脉的分支供血，左右各五支在颅顶汇集，各分支间有广泛的吻合支，其抗感染及愈合能力较强。

各层解剖特点为①皮肤：厚而致密，内含大量汗腺、皮脂腺、毛囊，具有丰富的血管，外伤时易致出血；②皮下组织：由致密的结缔组织和脂肪组织构成，前者交织成网状，内有血管、神经穿行；③帽状腱膜：前连额肌，后连枕肌，两侧达颞肌筋膜，坚韧、富有张力；④帽状腱膜下层：是位于帽状腱膜与骨膜之间的疏松结缔组织，范围较广，前至眶上缘，后达上项线，其间隙内的静脉经静脉导管与颅内静脉窦相通，是颅内感染和静脉窦栓塞的途径之一；⑤骨膜层：由致密结缔组织构成，骨膜在颅缝处贴附紧密，其余部位贴附疏松，故骨膜下血肿易被局限。

一、临床表现

（一）头皮血肿的临床表现

按照血肿出现在头皮的层次分为以下几种。

1.皮下血肿

血肿位于皮肤表层与帽状腱膜层之间，因受皮下纤维隔限制，血肿不易扩散，体积小、张力高、压痛明显，有时因周围组织肿胀隆起，中央反而凹陷，易被误认为凹陷性颅骨骨折，须通过颅骨 X 线片作鉴别。

2.帽状腱膜下血肿

血肿位于帽状腱膜与骨膜之间。头部受到斜向暴力，头皮发生了剧烈滑动，撕裂该层间的血管所致。由于该层组织疏松，出血易于扩散，严重时血肿边界可与帽状腱膜附着缘一致，覆盖整个穹隆部，蔓延至全头部，似戴一顶有波动的帽子。小儿及体弱者，可导致休克或贫血。

3.骨膜下血肿

除婴儿因产伤或胎头吸引助产所致外，一般都伴有颅骨线形骨折。出血来源多为板障出血或因骨膜剥离而致，血液积聚在骨膜与颅骨表面之间。除非骨折线跨越两块颅骨时，血肿周界多于骨缝，很少有骨膜下血肿超过骨缝者。血肿的张力大，波动不明显。

（二）头皮裂伤的临床表现

头皮裂伤多为锐器或钝器伤造成，是常见的开放性头皮损伤，由于头皮血管丰富，出血较多，可致失血性休克。裂口的大小、深度不一，创缘不规则，重者可有组织缺损。头皮裂伤较浅时，因断裂血管受头皮纤维隔的牵拉，断端不能收缩，出血量反较帽状腱膜全层裂伤者多。

（三）头皮撕脱伤的临床表现

头皮撕脱伤多因发辫受机械力牵拉，使大块头皮自帽状腱膜下层或连同颅骨骨膜一起被撕脱所致。表现为头皮缺失、头皮动脉断裂、创面广泛性出血、大范围颅骨外露，可导致失血性或疼痛性休克。

二、治疗要点

（一）头皮血肿的治疗

1.手术治疗

较小的头皮血肿，一般在 1～2 周可自行吸收，无须特殊处理，早期可给予加压冷敷以减少出血和疼痛，24～48 h 后改用热敷以促进血肿吸收，切忌用力揉搓。

2.手术治疗

适应证包括巨大的帽状腱膜下血肿者，帽状腱膜下血肿的婴幼儿患者，较小的帽状腱膜下血肿、反复加压包扎血肿难以自行吸收者。对有血液病、有明显出血倾向者，手术治疗应慎重。

（二）头皮裂伤的治疗

处理时须着重检查有无颅骨和脑损伤。现场急救可局部压迫止血，争取在24h之内实施清创缝合。缝合前应剃净伤处头发，冲洗消毒伤口，实施清创缝合后，注射破伤风抗毒素。如发现脑脊液或脑组织外溢，须按开放性脑损伤处理。

（三）头皮撕脱伤的治疗

头皮撕脱伤急救时，除加压包扎止血、防止休克外，应保留撕脱的头皮，避免污染，用无菌敷料包裹、隔水放置于有冰块的容器内，随伤员一同送往医院。应争取在伤后6～8 h进行中厚皮片植皮术，清创植皮后，应保护植皮片不受压、不滑动，利于皮瓣成活。对于骨膜已撕脱者，在颅骨外板上多处钻孔达板障，待骨孔内肉芽组织生成后再行植皮。

三、护理诊断与合作性问题

（一）组织完整性受损

与头皮损伤有关。

（二）疼痛

与损伤有关。

（三）恐惧

与外伤刺激、害怕头皮出血有关。

（四）潜在并发症

休克。

四、护理措施

（一）观察病情

监测血压、脉搏、呼吸、尿量及神志的改变，注意有无休克及颅脑损伤的发生。

（二）观察头皮创口的渗血渗液情况

及时更换敷料，保持局部干燥。

（三）预防感染

头皮裂伤、头皮撕脱伤常规使用抗生素，预防创面感染。严格无菌操作原则。观察有无局部和全身感染症状。

（四）镇静、止痛

给予镇痛、镇静药物，减轻疼痛，但合并脑损伤者禁用吗啡类药物。

（五）心理护理

稳定患者情绪，给予精神和心理上的支持，寻求最有效的应对紧张、恐惧的方法。

第二节　颅脑创伤

颅脑创伤是一种常见的外伤，在全身的创伤中仅次于四肢创伤，但由于常与其他部位的创伤并存，所以其伤残率及死亡率均居创伤首位。多见于交通事故、自然灾害、坠落和暴力伤害等，一旦发生则病情较重，如不及时抢救，将给伤员带来严重的后果，其预后取决于颅脑创伤的程度及处理的效果。

一、分类

（一）按创伤部位分类

1.头皮创伤

头皮血肿、头皮挫裂伤、头皮撕脱伤。

2.颅骨骨折

根据解剖部位可分为颅顶骨折和颅底骨折。颅骨骨折严重者可损伤硬脑膜，导致脑脊液外漏或内漏，也可能合并脑损伤而加重病情。

3.脑损伤

脑损伤是由于脑膜、脑组织、脑血管及脑神经损伤而引起的脑震荡、脑挫裂伤、脑干损伤、颅内血肿等。其中颅内血肿是脑损伤最严重的并发症，按血肿的部位又可分为硬脑膜下血肿、硬脑膜外血肿、脑内血肿等，以硬脑膜下血肿相对多见。各种类型的脑损伤都可能会出现脑水肿，主要表现为颅内压增高，严重的可发生脑疝，从而危及伤员生命。

（二）按伤情分类

1.轻型

单纯性脑震荡伴或不伴颅骨骨折。①原发性昏迷时间为 0～30 min；②仅有轻度头昏、头痛等症状；③神经系统和脑脊液检查无明显改变；④GCS 计分 13～15 分。

2.中型

轻度脑挫裂伤伴有颅骨骨折。①原发性昏迷时间在 12 h 之内；②有轻度神经系统阳性体征，如脑膜刺激征等；③生命体征有轻度改变；④GCS 计分 9～12 分。

3.重型

广泛粉碎性颅骨骨折，重度脑挫裂伤。①出现急性颅内血肿、脑干伤及脑疝，昏迷时间在 12 h 以上，持续性昏迷或进行性昏迷加重；②有明显神经系统阳性体征；③生命体征有明显改变；④GCS 计分 5～8 分。

4.特重型

严重脑干伤或脑干衰竭者，伤员预后极差。①伤后持续性深昏迷，有去大脑强直或伴有其他部位的脏器伤、休克等；②已有晚期脑疝，包括双侧瞳孔散大，生命体征严重紊乱或呼吸停止；③GCS 计分 3～4 分。

二、病情评估

（一）临床表现

颅脑创伤伤员的临床表现与创伤的性质、部位、程度等有关。

1.意识障碍

伤后绝大多数立即出现不同程度的意识障碍，这是判断伤员有无脑损伤的重要依据。脑震荡可表现为一过性脑功能障碍，伤后立即表现为短暂意识障碍，一般不超过30 min，清醒后不能回忆伤前及当时情况，神经系统检查无阳性体征。脑挫裂伤的伤员，伤后立即出现意识障碍，其程度和持续时间与损伤程度和范围有关；颅内血肿可导致颅内压增高或脑疝形成，表现为意识障碍持续加重，如硬膜外血肿的患者表现为原发性意识障碍，经过中间清醒期，再度意识障碍，并逐渐加重。

2.头痛、呕吐

头痛和呕吐是头部外伤的常见症状之一。头痛由头皮创伤、颅骨骨折、颅内出血、颅内压过高或过低，或脑血管的异常舒缩等直接引起。早期呕吐多为迷走神经或前庭神经等结构受影响所致，后期频繁呕吐有可能因颅内压进行性增高而引起，表现为特征性的喷射状呕吐。

3.瞳孔变化

伤后一段时间才出现的进行性一侧瞳孔散大，伴意识障碍加重、生命体征紊乱和对侧肢体瘫痪，是脑疝的典型改变；双侧瞳孔散大、对光反应消失、眼球固定伴深昏迷或去大脑强直，多为脑干损伤或临终表现；双侧瞳孔大小多变、对光反应消失伴眼球分离或异位，多表示中脑损伤；眼球震颤多见于小脑或脑干损伤。

4.肢体偏瘫

伤后一侧肢体少动或不动、肌力减退，对疼痛刺激反应迟钝或无反应，有锥体束征，并进行性加重，应考虑血肿引起脑疝或血肿压迫运动中枢，一般是肢体偏瘫的对侧大脑受到损伤。

5.生命体征变化

颅脑损伤时可伴有生命体征的改变，如颅内出血时血压升高、心率缓慢、呼吸深慢、体温升高，合并脑疝时则血压下降、心率快且弱、呼吸快而不规则。

6.脑疝

颅内压增高可引起颅内各腔室间压力不均衡，导致某些部位的脑组织受压向邻近的解剖间隙移位，并危及伤员生命，其中小脑幕切迹疝最为常见。

（二）辅助检查

1.脑脊液检查

脑挫裂伤时，脑脊液常有红细胞。颅内压增高时，可进行测压。

2.X线检查

X线头颅摄片能较好地显示受力部位、颅骨骨折、有无异物等，有一定诊断价值。

3.CT检查

CT是颅脑外伤伤员的首选检查。可显示脑挫裂伤的部位、范围，脑水肿程度和有无脑室受压及路线结构移位等；可明确定位颅内血肿，并计算出血量，了解损伤的病理及范围；可动态地观察病变的发展与转归。对开放性脑损伤，可了解伤道及碎骨片、进行异物定位等。

4.颅脑超声检查

对颅内血肿有诊断价值。

5.脑血管造影

对颅内出血有定位诊断意义，典型征象为无血管区。

三、救治与护理

（一）救治原则

1.伤情判断

通过对受伤时间、受伤原因及过程的重点了解，立即对头部及全身情况进行认真检查，结合伤员意识、瞳孔、生命体征情况，作出及时、正确的判断。

2.头位与体位

颅内高压者采用头高位（15°～30°），有利于静脉血回流和减轻脑水肿。意识不清并伴有呕吐或舌后坠者，应采用平卧位，头偏向一侧，或采用侧卧位，以利呕吐物和口腔分泌物的排出；休克者宜采用平卧位，有脑脊液漏、鼻漏者应避免头低位，采用半卧位常能明显减轻脑脊液漏。

3.保持呼吸道通畅

颅脑损伤患者尤其是伴有意识功能障碍者，丧失了正常的咳嗽反射及吞咽功能，呼吸道分泌物不能有效排出，血液、脑脊液、呕吐物等可引起误吸，舌根后坠可引起窒息，从而加重脑缺氧，导致颅内压增高，使病情加重，因此保持呼吸道通畅至关重要，必要时行气管切开和机械给氧。

4.控制出血

对开放性及闭合性颅脑损伤采取相应措施。①开放性颅脑损伤。迅速包扎头部和其他部位伤口，减少出血，应争取在伤后 6 h 内进行清创缝合，最迟不超过 72 h。按要求冲洗伤口，清除异物，切除不整齐创缘，并逐层缝合，然后妥善包扎，如有插入颅腔的异物要加以固定保护，有条件时手术取出；有脑膨出时，用敷料绕其周围，保护脑组织，以免污染和增加损伤。②闭合性颅脑损伤。头皮血肿多数可自行吸收消退，如血肿较大，长期不消散或继续扩散，可穿刺抽吸，并加压包扎；颅内血肿或重度脑挫裂伤合并脑水肿引起的颅内高压和脑疝，常规采取降温、脱水等措施降低颅内压；如出血量大，常用手术开颅血肿清除术、去骨瓣减压术、钻孔引流术。

5.控制脑水肿

主要应用物理降温，如冰帽、冰袋，有助于降低脑代谢率和脑耗氧量，增加脑组织对缺氧的耐受性，改善细胞的通透性，防止脑水肿的发展。同时快速给予脱水利尿药及激素类药物，常用甘露醇、呋塞米等，配合使用激素类药物，常用地塞米松等，具有稳定膜结构的作用，减少因自由基引发的脂质过氧化反应，从而降低脑血管通透性、恢复血脑屏障功能，增加损伤区的血流量，使脑水肿得到改善。

6.纠正休克

对有休克先兆或有休克症状的伤员，要根据医嘱及时采取补液、输血等措施，适当选用血管升压药。

（二）护理要点

1.气道护理

保持呼吸道通畅，及时清除呼吸道分泌物，维持气道正常功能；气管切开者，保持吸入气的温度和湿度，注意无菌操作，定期做呼吸道分泌物细菌培养，防止呼吸道感染。

2.加强病情观察

严密观察伤员的意识、瞳孔、肢体活动及生命体征，加强颅内压监测，注意脑疝等并发症的发生。

3.加强病情监护

注意观察引流液的颜色、流出量和速度，警惕脑室内活动性出血和感染等；加强颅内压监测，便于诊断颅内血肿、判断手术时机、术中监护、指导治疗和估计预后；加强心电图、呼吸、中心静脉压、血气分析、血氧饱和度、血糖、脑电图等指标的监测。

4.饮食护理

一般伤后 2～3 日禁饮食，注意补钾，24 h 尿量保持在 600 mL 以上。不能进食者，可给予鼻饲饮食，满足机体的营养需要，维持水、电解质及酸碱平衡。

5.用药护理

按医嘱应用脱水利尿药、激素、神经营养等药物。休克患者快速准备配血、输血或输液，但对烦躁不安的患者应做好安全护理，禁用吗啡、哌替啶镇静，可按医嘱给予地西泮。

第三节　胸部创伤

胸部创伤无论在平时还是战时都比较常见，包括胸壁、胸腔内脏器和膈肌的直接性损伤以及由此产生的继发性病变，如连枷胸、血气胸、纵隔气肿、心包压塞等。重伤和多发伤是胸部创伤的重要特点，由于心肺及大血管位于胸腔内，故胸部创伤后容易发生呼吸和循环功能障碍，对生命构成较大威胁，使胸部创伤成为仅次于脑创伤的重要死因。

一、分类

（一）按致伤原因和伤情分类

1.闭合性损伤

受暴力撞击或挤压所致的胸部组织和脏器损伤，但胸膜腔与外界大气不直接相通。常见的致伤原因有挤压伤、钝器打击伤、高空坠落伤、爆震伤等。胸部闭合性损伤的严重程度取决于受伤组织、器官的数量和伤情，以及有无胸外合并损伤。

2.开放性损伤

损伤穿破胸膜，使胸膜腔与外界相通，造成气胸、血胸或血气胸，有时还可穿破膈肌或伤及腹内脏器。主要见于战时的火器伤，在平时多为锐器刺伤。

（二）按损伤程度分类

1.非穿透伤

只伤及胸壁，而胸膜或纵隔完整无损。

2.穿透伤

损伤穿通胸膜腔或纵隔。

（三）按伤道情况分类

1.贯通伤

损伤既有入口又有出口，常伴有内脏损伤。

2.非贯通伤

伤道只有入口而无出口，往往有异物存留，易致继性发感染。

3.切线伤

伤道仅切过胸壁或胸膜腔周缘。

二、病情评估

（一）临床表现

1.疼痛

受伤部位剧烈疼痛，深呼吸、咳嗽或转动体位时疼痛加剧，伤员往往呈痛苦面容，严重者可导致休克。

2.出血

胸壁有伤口时可导致外出血，与损伤的程度及是否损伤大血管有关。如损伤动脉，则出血量大；当损伤面积较大或损伤程度较重时，即使没有损伤大动脉也会出现大量出血。内出血可引起血胸，血胸患者一般出血量较多，压迫肺脏造成肺萎陷，从而引起呼吸困难、伤侧呼吸音减弱、呼吸运动减弱、胸部叩诊浊音，同时伴有面色苍白、出冷汗、血压下降、脉搏细速、呼吸加快等症状，严重者可致失血性休克。由于内出血的伤情及出血量难以估计，只能根据症状加以判断，病情相对危险。

3.咯血

较大的支气管损伤和深部肺组织损伤后带有咯血；肺表面挫伤可无咯血或伤后数日才于痰内出现陈旧性血块；肺爆震伤者，在口、鼻腔内可见血性泡沫样分泌物。

4.呼吸困难

气胸、血胸、连枷胸、反常呼吸、肺损伤、纵隔气肿、呼吸道梗阻均可引起不同程度的呼吸困难，严重者会导致呼吸频率的增快和节律的改变，呈端坐呼吸，出现烦躁不安，严重者出现呼吸衰竭。连枷胸的伤员，出现胸壁反常呼吸运动，常伴有明显的呼吸困难。

5.休克

严重胸廓创伤以及心脏和大血管创伤引起的大量失血、心包填塞、心力衰竭均可导致休克。伤员表现为面色苍白或发绀、出冷汗、血压下降、脉搏细速、呼吸困难、少尿或无尿等症状，严重者可出现昏迷。

6.皮下气肿及纵隔气肿

空气来源于肺、气管、支气管或食管的裂伤，经裂伤的壁层胸膜、纵隔胸膜或肺泡细支气管周围疏松间隙沿支气管蔓延至皮下组织，胸壁皮下气肿最先出现，纵隔气肿先出现在颈根部。严重时（如存在张力性气胸）气肿可迅速沿皮下广泛蔓延，上达颈面部，下达腹壁、阴囊及腹股沟区。张力性纵隔气肿还可压迫气管及大血管而引起呼吸、循环功能障碍。

7.胸壁伤口、伤道：开放性胸部创伤的患者在胸壁可见伤口，根据伤口、伤道在胸壁的位置可判断可能被伤及的胸内脏器，以及是否同时有腹腔内脏器的损伤。

8.体征

（1）连枷胸（外伤性浮动胸壁）：胸部创伤时可出现伤侧呼吸运动减弱或消失，多根多处肋骨骨折时可出现胸壁软化。

（2）反常呼吸：浮动胸壁在呼吸时与其他部位的正常胸壁运动正好相反。

（3）纵隔摆动：开放性气胸由于两侧胸膜压力不等使纵隔移位，并可随呼吸运动而左右摆动。

（二）辅助检查

1.X线

X线是胸部创伤诊断中最常用的方法，也是最可靠的诊断方法。胸部骨折可显示骨折断裂线和断端错位，肋软骨骨折不显示骨折线征象；气胸者可显示不同程度的胸膜腔积气征象，纵隔移向健侧；血胸者可显示大片密度增高阴影，可见气液平面。

2.穿刺

胸腔穿刺和心包穿刺是一种简便又可靠的诊断方法。对怀疑气胸、血胸、血心包的伤员，通过穿刺抽出积血或积气，既可迅速明确诊断，又可缓解心、肺受压迫的症状。

3.血气分析

通过血气分析可了解伤员的缺氧情况，有利于指导治疗，尤其是危重伤员。

4.心电监护

对疑有心肌损伤的伤员或危重症伤员可进行监测。

三、救治与护理

（一）救治原则

1.体位

胸部创伤伤员一般取半卧位或伤侧在下的低斜坡卧位，可减轻疼痛，保持有效呼吸，同时可将积血或积液限制在局部范围。

2.保持呼吸道通畅

及时清除口咽部的痰液、血块、呕吐物等异物，吸净气管、支气管中的血液和分泌物，防止窒息，给予高流量吸氧。清醒伤员可鼓励或协助其有效咳嗽排痰，痰多不易咳出者，可给予祛痰剂、雾化吸入；对无力排痰或昏迷伤员，可行鼻导管吸痰、纤维支气管镜吸痰，必要时作气管插管或气管切开术。

3.给氧

低氧是初始阶段就有的重要症状，因此对有皮肤发绀、气急、呼吸频率和节律异常的伤员，应尽早给予氧气吸入，可采用鼻导管或面罩给氧；对由严重连枷胸、重度肺挫伤等引起呼吸衰竭的伤员，应给予气管插管或气管切开行呼吸机辅助呼吸，以纠正低氧血症。

4.疼痛的处理

胸部创伤伤员常有明显的胸痛，在咳嗽咳痰时，协助用双手按压患侧胸壁，以减轻胸廓活动引起的疼痛，必要时可服用地西泮；对疼痛剧烈者可通过肋间神经阻滞或镇痛泵持续注入镇痛药，如吗啡 $5 \sim 10$ mg，但对有呼吸困难、低血压者应禁用或慎用。

5.休克的救治

对有失血性休克表现的伤员，迅速建立 2 条静脉通道，可在中心静脉压的监测下快速、大量输液，纠正休克；对于严重肺挫伤、创伤性湿肺的伤员，应限制输液量，每日输液量控制在 1000 mL 以下，多补给胶体液，以提高胶体渗透压，防止肺水肿。

同时要纠正水电解质紊乱及酸碱平衡失调，并做好血型鉴定、交叉配血试验，为输血做准备。

6.气胸、血胸的处理

开放性气胸先将伤口闭合，再按闭合性气胸处理。张力性气胸易危及生命，先用粗针头穿刺胸腔减压，变张力性为开放性，再作胸腔闭式引流。

7.连枷胸的处理

多根肋骨多处骨折致胸壁软化者须立即用包扎、牵引或内固定法固定胸壁，纠正反常呼吸，以减轻低氧血症。

8.创伤性窒息的处理

创伤性窒息可无明显的胸部损伤，但多伴有多发性肋骨骨折和血气胸、脊柱骨折或心肌挫伤等合并伤。受伤时伤员可能发生呼吸暂停或窒息，全身发绀或神志不清，但一般均能恢复，仅有少数伤员因呼吸停止过久而发生心搏骤停。急救时症状多能自行恢复，预后良好，主要治疗其合并伤，伤员应休息、吸氧，疑有脑水肿时应限制进液量。

（二）护理要点

1.加强病情观察

密切观察生命体征变化，注意意识、瞳孔、胸部、腹部情况和肢体活动；观察患者呼吸功能，注意有无气促、发绀，呼吸频率、节律、幅度等的改变，听诊呼吸音，监测脉搏血氧饱和度，注意有无低氧血症；观察有无纵隔受压、气管移位等，注意触诊皮下气肿的范围和程度；观察尿量、末梢循环、皮肤色泽及温度的情况，了解循环系统及肾功能变化。

2.饮食护理

一般伤员可进流质、半流质饮食，伤情不明、疑有食管损伤或胸腹联合伤者应禁饮食。

3.用药护理

按医嘱合理用药，合理调整输液、输血速度。

4.胸腔闭式引流的护理

应保持管道通畅，注意观察引流液的颜色、性质及量。气胸伤员，若引流管内不断有大量气体逸出，呼吸困难无好转或加重，则提示可能有肺及支气管的严重损伤，应剖胸探查并修补裂口；血胸伤员，若引流管引流血量持续较多，提示胸内有活动性出血，应及时采取相应措施止血。要注意无菌操作并做好引流管的护理，加强感染的预防和控制。

5.并发症的预防及护理

（1）感染：要注意卧床休息，及时、有效地排痰，合理应用抗生素。

（2）肾衰竭：严重失血者，除应积极止血外，还应尽早输血、补液、应用利尿剂，同时加强尿量的观察。

（3）肺水肿：避免输液过快、过量，记录出入液量，尽早脱水利尿。

6.加强心理护理

胸部创伤的伤员易产生紧张、焦虑情绪，应做好心理护理，使其消除紧张情绪，配合治疗。

第四节　腹部创伤

腹部包括腹壁和腹腔脏器，由于腹腔脏器多，腹部损伤常伴有内脏损伤，易引起大出血和严重感染，发生休克和呼吸衰竭，死亡率可高达 10% 左右。早期、正确的诊断和及时、有效的救护是减少腹部损伤患者死亡的关键。

一、发病机制

腹部创伤多见于交通事故、生活意外、斗殴、凶杀等，通常分为两类。

（一）闭合性损伤

闭合性损伤系受钝性暴力所致，若损伤仅造成单纯腹壁损伤，一般病情较轻；若合并内脏损伤，大多为严重创伤。空腔脏器破损引起弥漫性腹膜炎；实质性脏器破裂出血引起失血性休克。

（二）开放性损伤

开放性损伤分为贯穿伤和非贯穿伤，大多伴有腹内脏器损伤。

二、病情评估

（一）受伤史

了解腹部受伤史，根据受伤的部位、方式及其临床表现评估判断有无腹内脏器损伤。

（二）全身情况

（1）神志：单纯腹部伤者大多神志清楚；车祸或腹内大血管伤伴休克者，表情淡漠、紧张、烦躁不安。

（2）休克者面色苍白、四肢冰凉、口渴、尿少。

（3）呼吸：腹内脏器伤常呈胸式呼吸。

（4）脉搏与血压：有内出血和腹膜炎时脉搏增快，严重休克者血压甚至测不出。

（5）休克：实质性器官伤出血量＞1500 mL、出血速度快者，伤后早期即有低血容量性休克；空腔脏器损伤如超过 12 h，易并发中毒性休克。

（6）腹痛：一般单纯内出血腹痛较轻，而空腔脏器穿孔致腹膜炎者，腹痛严重。

（7）恶心、呕吐：腹壁伤无此症状，腹内脏器损伤大多伴有恶心、呕吐。

（三）体征

（1）局部体征：闭合伤腹部大多无明显创伤伤痕，少数仅见下胸腹壁淤血。开放伤应检查致伤入口。

（2）腹膜刺激征：腹膜刺激征是腹内脏器损伤的重要体征，压痛最明显的部位常是受伤脏器所在。但多器官损伤或受伤较久时，全腹均有压痛、肌紧张和反跳痛。引起腹膜炎时，腹壁呈板状强直。

（3）肠鸣音减弱或消失。

（4）移动性浊音：腹内液体多行，腹部有移动性浊音，但休克患者不宜检查移动性浊音。

（四）腹腔穿刺术

若穿刺抽出不凝固血液，提示腹腔内出血；如抽出胃内容物或胆汁，提示胃肠或胆囊损伤；如抽出尿液，则为膀胱损伤；如无液体抽出，并不能完全排除无内脏损伤的可能，仍应严密观察病情。

三、急救护理

腹部损伤救治成功与否，与现场急救、伤情的准确判断和及时处理有密切的关系，此外还有处理危及生命的情况、迅速建立静脉通路、积极采取抗休克措施等因素有关。

（1）绝对卧床休息，无休克者取半卧位，使胸腔容积扩大，有利于改善呼吸和循环功能。减轻腹胀、腹痛，可使腹腔渗液局限，有利于引流和吸收，严密观察病情变化。

（2）保持呼吸道通畅，吸氧，防止窒息，及时清除呼吸道分泌物，有气道阻塞、喉部或气管外伤者应立即处理，必要时行气管内插管或气管切开术。

（3）即建立2~3条静脉通道，必要时深静脉置管，输液、输血，防止休克，快速术前准备，交叉配血等，肌内注射破伤风抗毒素血清。

（4）心理护理：腹部损伤的伤员均有不同程度的恐惧心理，因此，对神志清醒伤员给予安慰和鼓励，树立战胜疾病的信心。

（5）禁食、胃肠减压、留置导尿管，密切观察引流液的颜色、量，并详细记录。

（6）如有活动性出血，应采取有效的止血措施。

（7）开放性腹部损伤且有内脏脱出，不可将脱出物吸纳腹腔内，以免加重腹腔污染，要用干净的纱布、器皿覆盖包扎，初步包扎伤口后，待进一步处理。

（8）对闭合性损伤患者，未明确诊断者禁用止痛剂，以免掩盖病情。

　　（9）手术治疗：开放性腹部损伤须紧急手术，应在严密观察患者病情变化的同时做好术前准备，单纯非穿透伤，可行腹壁清创缝合，有内脏损伤时，应手术止血、修补、清除异物，对闭合性腹部损伤患者，早期剖腹探查是治疗腹内脏器损伤的关键措施。

第五章　手术室护理

第一节　手术室规章制度

随着科技的不断发展，外科手术也日益更新、不断完善，新技术、新设备不断投入临床使用，对手术室提出了更高的要求，手术室必须建立一套科学的管理体系和严密的组织分工，健全的规章制度和严格的无菌技术操作常规，创造一个安静、清洁、严肃的良好工作环境。由于手术室负担着繁重而复杂的手术医疗和抢救患者的工作，具有工作量大、各类工作人员流动性大等特点，造成手术室工作困难。因而，要求各类工作人员务必严格贯彻遵守手术室各项规章制度。

一、手术室管理制度

（一）手术室基本制度

（1）为严格执行无菌技术操作，除参加手术的医疗人员和有关工作人员外，其他人员一律不准进入手术室（包括直系家属）。患有呼吸道感染，面部、颈部、手部有创口或炎症者，不可进入手术室，更不能参加手术。

（2）手术室内不可随意跑动或嬉闹，不可高声谈笑、喊叫，严禁吸烟，保持肃静。

（3）凡进入手术室人员，必须按规定更换手术室专用的手术衣裤、口罩、帽子、鞋等。穿戴时头发、衣袖不得外露，口罩遮住口鼻；外出时更换指定的外出鞋。

（4）手术室工作人员，应坚守工作岗位，不得擅离、接私人电话和会客，遇有特殊情况必须和护士长联系，把工作安排妥善后，方准离开。

（二）手术室参观制度

如无教学参观室，必须进入手术室者，应执行以下制度。

（1）外院来参观手术者必须经医务科同意；院内来参观者征得手术室护士长同意后，方可进入手术室。

（2）学员见习手术必须按计划进行，由负责教师联系安排。

（3）参观及见习手术者，先到指定地点，更换参观衣裤、帽子、口罩及拖鞋。

（4）参观及见习手术者，手术开始前在更衣室等候，手术开始时方可进入手术间。

（5）参观及见习手术者，严格遵守无菌原则，接受医护人员指导，不得任意走动和出入。

（6）每一手术间参观人员不得超过 2 人，术前 1 d 手术通知单上注明参观人员及姓名。

（7）对指定参观手术人员发放参观卡，持卡进入，用后交回。

（三）更衣管理制度

（1）手术人员包括进修医师进入手术室前，必须先办理登记手续，如科室、姓名及性别等，由手术室安排指定更衣柜和鞋柜，并发给钥匙。

（2）进入手术室先换拖鞋，然后取出手术衣裤、帽子和口罩到更衣室更换，穿戴整齐进入手术间。

（3）手术完毕，交回手术衣裤、口罩和帽子，放入指定衣袋内，将钥匙退还。

（4）管理员必须严格根据每日手术通知单、手术者名单，发给手术衣裤和更衣柜钥匙，事先未通知或未写入通知单内的人员，一律不准进入手术室。

（四）更衣室管理制度

（1）更衣室设专人管理，保持室内清洁整齐。

（2）脱下的衣裤、口罩和帽子等放入指定的袋内，不得随便乱扔。

（3）保持淋浴间、便池清洁，便后立即冲净，并将手纸丢入筐内，防止下水道阻塞。

（4）除参加手术人员在工作时间使用淋浴外，任何人不得随意使用淋浴并互相监督。

（5）参加手术人员应保持更衣室清洁整齐，严禁吸烟，谨防失火，随时关紧水龙头和电源开关，爱护一切公物。

二、手术室工作制度

（一）手术间清洁消毒制度

（1）保持手术间内医疗物品清洁整齐，每日手术前后，用固定抹布擦拭桌面、窗台、无影灯及托盘等，擦净血迹，托净地面，通风消毒。

（2）手术间每周扫除 1 次，每月彻底大扫除 1 次，扫除后空气消毒，并做空气细菌培养。手术间拖把、敷料桶等应固定使用。

（3）每周室内空气培养 1 次，细菌数不得超过 500 个/m³。如不合格，必须重新关闭消毒，再做培养，合格后方可使用。

（4）污染手术后，根据不同类型分别按消毒隔离制度处理。

（二）每日手术安排制度

（1）每日施行的常规手术，由手术科负责医师详细填写手术通知单，一式 3 份，于手术前 1 d 按规定时间送交手术室指定位置。

（2）无菌手术与污染手术应分室进行，若无条件时，应先做无菌手术，后做污染手术。手术间术后必须按消毒隔离制度处理后方可再使用。

（3）临时急诊手术，由值班负责医师写好急诊手术通知单送交手术室。如紧急抢救危重手术，可先打电话通知，手术室应优先安排，以免延误抢救时间，危及患者生命。

（4）夜间及节假日应有专人值班，随时进行各种急诊手术配合。

（5）每日施行的手术应分科详细登记，按月统计上报。同时经常和手术科室联系，了解征求工作中存在的问题，研究后及时纠正。

（三）接送患者制度

（1）接送患者一律用平车，注意安全，防止坠床。危重患者应由负责医师同时陪送。

（2）接患者时，遵守严格查对制度，对床号、住院号、姓名、性别和年龄，同时检查患者皮肤准备情况及术前医嘱执行情况，衣裤整洁，嘱解便后携带患者病历和输液器等，随时推入手术室。患者贵重物品，如首饰、项链、手表等不得携入手术室内。

（3）患者进入手术室后必须戴手术帽，送到指定手术间，并与巡回护士当面交接，严格做好交接手续。

（4）患者进入手术间后，卧于手术台上，防止坠床。核对手术名称和部位，防止差错。

（5）患者步行入手术室者，更换指定的鞋、帽后护送到手术间，交巡回护士做好病历物品等交接手续。

（6）危重和全麻患者，术后由麻醉医师和手术医师送回病房。

（7）护送途中，注意保持输液通畅。到病房后详细交代患者术后注意事项，交清病历和输液输血情况及随带的物品，做好交接手续并签名。

（四）送标本制度

（1）负责保存和送检手术采集标本，放入10%甲醛溶液标本容器内固定保存，以免丢失。

（2）对病理申请单填写不全、污染、医师未签字的，通知医师更正，2 d内不改者按不要处理。

（3）负责医师详细登记患者姓名、床号、住院号、科室、日期，在登记本上签名，由手术室专人核对，每日按时与病理科交接，查对后互相签名。

（五）借物制度

（1）凡手术室物品、器械，除抢救外一律不准外借。特殊情况须经医务科批准方可外借。

（2）严格执行借物登记手续，凡经批准或经护士长同意者，应登记签字。外借物品器械如有损坏或遗失，及时追查，照价赔偿。

（3）外借物品器械，应消毒处理后方可使用。

（六）安全制度

（1）手术室电源和蒸气设备应定期检查，手术后应拔去所有电源插头，检查各种冷热管道是否漏水漏气。

（2）剧毒药品应标签明确，专柜存放，专人保管，建立登记簿，经仔细校对后方能取用。

（3）各种易燃药品及氧气筒等，应放置指定通风阴暗地点，专人领取保管。

（4）各手术间无影灯、手术床、接送患者平车等应定期检查其性能；检查各种零件、螺丝、开关等是否松解脱落，使用时是否正常运转。

（5）消防设备、灭火器等，应定期检查。

（6）夜班和节假日值班人员交班后，应检查全手术室水电、门窗是否关紧，手术室大门随时加锁。非值班人员不得任意进入手术室。

（7）发生意外情况，应立即向有关部门及院领导汇报。

第二节 手术室护理人员的职责

随着现代科学技术的发展，对我们的护理职业提出了更高的要求。另外创新的许多科学仪器和新设备，扩大了手术配合工作范围同时增加了工作难度，因此手术室护理人员必须有热爱本职工作和广泛的知识和技术，才能高标准地完成各科日益复杂的手术配合任务。

一、手术室护理人员应具备的素质

护理人员在工作中应不断提高个人素质，加强对护理职业重要意义的认识，把护理工作看作一种光荣的、神圣的职业。因此，要努力做到以下几点。

（一）具有崇高的医德和奉献精神

一名护理人员的形象，通过它的精神面貌和行动表现出内在的事业品德素质，胜过一名护理人员的经验和业务水平所起的作用，也可能给患者带来希望、光明和再生。

所以，护理人员要具备高尚的医德和崇高的思想，具有承受压力、吃苦耐劳、献身的精神，并有自尊、自爱、自强的思想品质。为护理科学事业的发展做出自己的贡献，无愧于"白衣天使"的光荣称号。

（二）树立全心全意为患者服务的高尚品德

手术室的工作和专业技术操作都具有独特性。要求手术室护理人员必须自觉地忠于职守、任劳任怨，无论工作忙闲、白班夜班都要把准备工作、无菌技术操作、贯彻各种规章制度等认真负责地做好。对患者要亲切、和蔼、诚恳，不怕脏、不怕累、不厌烦，使患者解除各种顾虑，树立信心，主动与医护人员配合，争取早日康复。

（三）要有熟练的技能和知识更新

随着医学科学的发展，特别是外科领域手术学的不断发展，新的仪器设备不断出现，因而护理工作范围也日益扩大，要求也越来越高。护理人员如无广泛的有关学科的基本知识，对今天护理的工作复杂技能就不能理解和担当。所以今天作为一名有远大眼光的护理人员，必须熟悉各种有关护理技能的基本知识，才能达到最高的职业效果。护理学亦成为一门专业科学，因此，作为一名手术室护理人员，除了伦理道德修养外，还应有基础医学、临床医学和医学心理学等新知识。努力学习解剖学、生理学、微生物学、化学、物理学，以及各种疾病的诊断和治疗等知识，特别是外科学更应深入学习。此外，还要了解各种仪器的基本结构、使用方法，熟练掌握操作技能。只有这样，才能高质量地完成护理任务。

二、手术室护士长应具备的条件

护理工作范围极广，有些工作简单、容易，有些工作却很复杂，需要有高度的判断力和精细的技术、熟练的技巧。今天的护理工作，一个人已不能独当重任，而需要既分工又协作来共同完成。因此，必须有一名护士长，把每个护理人员的思想和行为统一起来，才能使人的积极性、主动性和创造性得到充分发挥，团结互助，共同完成任务。护士长应具备的条件归纳如下。

（一）有一定的领导能力及管理意识

有一整套工作方法和决策能力。善于出主意想办法，提出方案，做出决定，推动下级共同完成，并具有发现问题、分析问题的能力，了解存在问题的因素，掌握本质，抓住关键，分清轻重缓急，提出中肯意见。出现无法协商的问题时能当机立断，勇于负责。有创新的能力，对新事物敏感，思路开阔，能提出新的设想。要善于做思想工作。能否适时地掌握护士的心理动向，并进行针对性的思想教育，使之正确对待个人利益和整体利益的关系，不断提高思想水平，是提高积极性和加强凝聚力最根本的问题。

（二）有一定组织能力和领导艺术

管理是一门艺术，也是一门科学。首先处理好群体间人际关系。护士长需要具有丰富的才智和领导艺术，才能胜任手术室护理人员护理管理任务。具体要求如下。

（1）护士长首先应把自己置身于工作人员之中，经常想到自己与护理人员之间只是分工的不同，而无地位高低之分。要有民主作风，虚心听取护理人员的意见，甚至批评意见，认真分析，不埋怨、不沮丧，不迁怒于人，有助于建立自己的威信。

（2）护士长首先想到的是人，是护理人员和工作人员，而不是自己，不管是关心任务完成情况，还要护理人员和工作人员的关心生活、健康、思想活动及学习情况等。都使每名护理人员和工作人员亲身感到群体的温暖，对护士长产生亲切感。

（3）护士长要善于调动护士的积极性，培养集体荣誉感，善于抓典型、树标兵，运用先进榜样推动各项手术室工作，充分调动护理人员群体的积极性，护士长的领导作用才能得到体现。

（三）有较高的素质修养

手术室护士长应较护理人员具备更高的觉悟和更多的奉献精神。科室里出现的问题应主动承担责任，实事求是向上级反映，不责怪下级。凡要求护理人员做到的，首先自己要做到，严格要求自己，树立模范行为，才能指挥别人。要注意廉洁，不要利用工作之便谋私，更不能收取患者的礼物，注意自身形象。此外，要做到知识不断更新，经常注意护理方面的学术动态，接受新事物，在这方面应较护理人员略高一筹，使护理人员感到护士长是名副其实的护理业务带头人。

三、手术室护理人员的分工和职责

（一）洗手护理人员职责

（1）洗手护理人员必须有高度的责任心，对无菌技术有正确的概念。如有违反无菌操作要求者，应及时提出纠正。

（2）术前了解患者病情，具体手术配合，充分估计术中可能发生的意外，术中与术者密切配合，保证手术顺利完成。

（3）洗手护理人员应提前 30 min 洗手，整理无菌器械台上所用的器械、敷料、物品是否完备，并与巡回护士共同准确清点器械、纱布脱脂棉、缝针，核对数字后登记于手术记录单上。

（4）手术开始时，传递器械要主动、敏捷、准确；器械用过后，迅速收回，擦净血迹；保持手术野、器械台的整洁、干燥；器械及用物按次序排列整齐；术中可能有污染的器械和用物，按无菌技术及时更换处理，防止污染扩散。

（5）随时注意手术进行情况，术中若发生大出血、心脏骤停等意外情况，应沉着果断及时和巡回护士联系，尽早备好抢救器械及物品。

（6）切下的病理组织标本防止丢失，术后将标本放在 10%甲醛溶液中固定保存。

（7）关闭胸腹腔前，再次与巡回护理人员共同清点纱布及器械数，防止遗留在体腔中。

（8）手术完毕后协助擦净伤口及引流管周围的血迹，协助包扎伤口。

（二）巡回护理人员职责

（1）在指定手术间配合手术，对患者的病情和手术名称应事先了解，做到心中有数，有计划地主动配合。

（2）检查手术间各种物品是否齐全、适用。根据当日手术需要落实补充、完善一切物品。

（3）患者接来后，按手术通知单核对姓名、性别、床号、年龄、住院号和所施麻醉等，特别注意对手术部位（左侧或右侧），不发生差错。

（4）安慰患者，解除思想顾虑。检查手术区皮肤准备是否合乎要求，患者的假牙、发卡和贵重物品是否取下，将患者头发包好或戴帽子。

（5）全麻及神志不清的患者或儿童，应适当束缚在手术台上或由专人看护，防止发生坠床。根据手术需要固定好体位，使手术野暴露良好。注意患者舒适，避免受压部位损伤。用电刀时，负极板要放于臀部肌肉丰富的部位，防止灼伤。

（6）帮助手术人员穿好手术衣，安排各类手术人员就位，随时调整灯光，注意患者输液是否通畅。输血和用药时，根据医嘱仔细核对，避免差错。补充室内手术缺少的各种物品。

（7）手术开始前，与洗手护理人员共同清点器械、纱布、缝针及线卷等，准确地登记于专用登记本上并签名。在关闭体腔或手术结束前和洗手护理人员共同清点上述登记物品，以防遗留体腔或组织内。

（8）手术中要坚守工作岗位，不可擅自离开手术间，随时供给手术中所需一切物品，经常注意病情变化。重大手术充分估计术中可能发生的意外，做好应急准备工作，及时配合抢救。监督手术人员无菌技术操作，如有违犯，立即纠正。随时注意手术台一切情况，以免污染。保持室内清洁、整齐、安静，注意室温调节。

（9）手术完毕后，协助术者包扎伤口，向护送人员清点患者携带物品。整理清洁手术间，一切物品归还原处，进行空气消毒，切断一切电源。

（10）若遇手术中途调换巡回护士，须做到现场详细交代，交清患者病情、医嘱执行情况、输液是否通畅、查对物品，在登记本上互相签名，必要时通知术者。

（三）夜班护士职责

（1）要独立处理夜间一切患者的抢救手术配合工作，必须沉着、果断、敏捷、细心地配合各种手术。

（2）要坚守工作岗位，负责手术室的安全，不得随意外出和会客。大门随时加锁，出入使用电铃。

（3）白班交接班时，如有手术必须现场交接，如患者手术进行情况和各种急症器械、物品、药品等。认真写好交接班本，当面和白班值班护理人员互相签名。

（4）接班后认真检查门窗、水电、氧气，注意安全。

（5）严格执行急症手术工作人员更衣制度和无菌技术操作规则。

（6）督促夜班工友清洁工作，保持室内清洁整齐，包括手术间、走廊、男女更衣室、值班室和办公室。

（7）凡本班职责范围内的工作一律在本班完成，未完成不宜交班，特殊情况例外。

（8）早晨下班前，巡视各手术间、辅助间的清洁、整齐、安全情况。详细写好交接班报告，当面交班后签字方可离去。

（四）器械室护理人员职责

（1）负责手术科室常规和急症手术器械准备和料理工作，包括每日各科手术通知单上手术的准备供应，准确无误。

（2）保证各种急症抢救手术器械物品的供应。

（3）定期检查各类手术器械的性能是否良好，注意器械的关节是否灵活，有无锈蚀等，随时保养、补充、更新，做好管理工作，保证顺利使用。特殊精密仪器应专人保管，损坏或丢失时，及时督促寻找，并和护士长联系。

（4）严格执行借物制度，特殊精密仪器须取得护士长同意后，两人当面核对并签名后方能外借。

（5）保持室内清洁整齐，包括器械柜内外整齐排列，各科器械柜应贴有明显的标签。定期通风消毒。

（五）敷料室护理人员职责

（1）制定专人负责管理；严格按高压蒸汽消毒操作规程使用；定期监测灭菌效果。

（2）每天上午检查敷料柜1次，补充缺少的各种敷料。

（3）负责一切布类敷料的打包，按要求保证供应。

（六）技师职责

（1）负责对各种仪器使用前检查，使用时巡查，使用后再次检查其运转情况，以保证各种电器、精密仪器的正常运转。

（2）定期检查各种器械台、接送患者平车的零件和车轮是否运转正常，负责各种仪器的修理或送交技工室修理。

（3）坚守工作岗位，手术过程中主动巡视各手术间，了解电器使用情况。有问题时做到随叫随到随维修，协助器械组检查维修各种医疗器械。

（4）帮助护理人员学习掌握电的基本知识和各种精密仪器基本性能、使用方法与注意事项等。

第三节　手术前患者的护理

从患者确定进行手术治疗，到进入手术室时的一段时间，称为手术前期，这一时期对患者的护理称为手术前患者的护理。

一、护理评估

（一）健康史

1.一般情况

注意了解患者的年龄、性别、职业、文化程度和家庭情况等；对手术有无思想准备、有无顾虑和思想负担等。

2.现病史

评估患者本次疾病发病原因和诱因；入院前后临床表现、诊断及处理过程。重点评估疾病对机体各系统功能的影响

3.既往史

（1）了解患者的个人史、宗教史和生活习惯等情况。

（2）详细询问患者有无心脏病、高血压、糖尿病、哮喘、慢性支气管炎、结核、

肝炎、肝硬化、肾炎和贫血等病史，以及既往对疾病的治疗和用药等。

（3）注意既往是否有手术史，有无药物过敏史。

（二）身体状况

1.重要器官功能状况

如心血管功能、肺功能、肾功能、肝功能、血液造血功能、内分泌功能和胃肠道功能状况。

2.体液平衡状况

手术前，了解脱水性质、程度、类型、电解质代谢和酸碱失衡程度，并加以纠正，可以提高手术的安全性。

3.营养状况

手术前，若有严重营养不良，术后容易发生切口延迟愈合、术后感染等并发症。应注意患者有无贫血、水肿，可对患者进行身高、体重、血浆蛋白测定、肱三头肌皮褶厚度、氮平衡试验等检测，并综合分析，以判断营养状况。

（三）辅助检查

1.实验室检查

（1）常规检查：血常规检查应注意有无红细胞、血红蛋白、白细胞和血小板计数异常等现象；尿常规检查应注意尿液颜色、比重，尿中有无红细胞、白细胞；大便常规检查应注意粪便颜色、性状、有无出血及隐血等。

（2）凝血功能检查

凝血功能检查包括测定出凝血时间、血小板计数和凝血酶原时间等。

（3）血液生化检查

血液生化检查包括电解质检查、肝功能检查、肾功能检查和血糖检测等。

2.影像学检查

查看 X 线、CT、MR、B 超等检查结果，评估病变部位、大小、范围及性质，有助于评估器官状态和手术耐受力。

3.心电图检查

查看心电图检查结果，了解心功能。

（四）心理-社会状况

术前，应对患者的个人心理和家庭社会心理充分了解，患者大多于手术前会产生不同程度的心理压力，出现焦虑、恐惧、忧郁等反应，表现为烦躁、失眠、多梦、食欲下降和角色依赖等。

二、护理诊断及合作性问题

（一）焦虑和恐惧

其与罹患疾病、接受麻醉和手术、担心预后及住院费用等有关。

（二）知识缺乏

如缺乏有关手术治疗、麻醉方法和术前配合等知识。

（三）营养失调/低于机体需要量

其与原发疾病造成营养物质摄入不足或消耗过多有关。

（四）睡眠形态紊乱

其与疾病导致不适、住院环境陌生、担心手术安全性及预后等有关。

（五）潜在并发症

如感染等。

三、护理措施

（一）非急症手术患者的术前护理

1.心理护理

（1）向患者及其亲属介绍医院环境；主管医师、责任护士情况；病房环境、同室病友和规章制度，帮助患者尽快适应环境。

（2）工作态度：态度和蔼，关心、同情、热心接待患者及其家属，赢得患者的信任，使患者有安全感。

（3）术前宣教：可根据患者的不同情况，给患者讲解有关疾病及手术的知识。对于手术后会有身体形象改变者，应选择合适的方式，将这一情况告知患者，并做好解释工作。

（4）加强沟通：鼓励患者说出心理感受，也可邀请同病房或做过同类手术的患者，介绍他们的经历及体会，以增强心理支持的力度。

（5）必要时，遵医嘱给予适当的镇静药和安眠药，以保证患者充足的睡眠。

2.饮食护理

（1）饮食：根据治疗需要，按医嘱决定患者的饮食，帮助能进食的患者制定饮食计划包括饮食种类、性状、烹调方法、量和进食次数、时间等。

（2）营养：向患者讲解营养不良对术后组织修复、抗感染方面的影响以及营养过剩、脂肪过多，给手术带来的影响。根据手术需要及患者的营养状况，鼓励和指导患者合理进食。

3.呼吸道准备

（1）吸烟者：术前需戒烟2周以上，减少呼吸道的分泌物。

（2）有肺部感染者：术前遵医嘱使用抗菌药物治疗肺部感染，痰液黏稠者，给予超声雾化吸入，每天2次，使痰液稀释，易于排出。

（3）指导患者做深呼吸和有效的咳嗽排痰练习。

4.胃肠道准备

（1）饮食准备：胃肠道手术患者，入院后即给予低渣饮食，术前1～2 d，进流质饮食。其他手术，按医嘱进食。为防止麻醉和手术过程中的呕吐，引起窒息或吸入性肺炎，常规于手术前12 h禁食，禁饮4 h。

（2）留置胃管：消化道手术患者，术前应常规放置胃管，减少手术后胃潴留引起的腹胀。幽门梗阻患者术前3 d每晚以温高渗盐水洗胃，以减轻胃黏膜充血水肿。

（3）灌肠：择期手术患者，术前1 d，可用0.1%～0.2%肥皂水灌肠，以防麻醉后肛门括约肌松弛，术中排出粪便，增加感染机会。急症手术不给予灌肠。

（4）其他：结肠或直肠手术患者，手术前3 d，遵医嘱给予口服抗菌药物（如甲硝唑、新霉素等），减少术后感染的机会。

5.手术区皮肤准备

（1）手术区皮肤准备简称备皮，包括手术区皮肤的清洁、皮肤上毛发的剃除，其目的是防止术后切口感染。①颅脑手术：整个头部及颈部；②颈部手术：由下唇至乳头连线，两侧至斜方肌前缘；③乳房及前胸手术：上至锁骨上部，下至脐水平，两侧至腋中线，并包括同侧上臂上 1/3 和腋窝；④胸部后外侧切口：上至锁骨上及肩上，下至肋缘下，前后胸都超过中线 5 cm 以上；⑤上腹部手术：上起乳头水平，下至耻骨联合，两侧至腋中线，包括脐部清洁；⑥下腹部手术：上自剑突水平，下至大腿上 1/3 前、内侧及外阴部，两侧至腋中线，包括脐部清洁；⑦肾区手术：上起乳头水平，下至耻骨联合，前后均过正中线；⑧腹股沟手术：上起脐部水平，下至大腿上 1/3 内侧，两侧到腋中线，包括会阴部；⑨会阴部和肛门手术：自髂前上棘连线至大腿上 1/3 前、内和后侧，包括会阴部、臀部、腹股沟部；⑩四肢手术：以切口为中心，上下方 20 cm 以上，一般多为整个肢体备皮，修剪指（趾）甲。

（2）特殊部位的皮肤准备要求。①颅脑手术：术前 3 d 剪短毛发，每天洗头，术前 3 h 再剃头 1 次，清洗后戴上清洁帽子。②骨科无菌手术：术前 3 d 开始准备，用肥皂水洗净，并用 70%乙醇消毒；用无菌巾包扎；手术前一天剃去毛发，70%乙醇消毒后，无菌巾包扎。手术日早晨重新消毒后，用无菌巾包扎。③面部手术：清洁面部皮肤，尽可能保留眉毛，作为手术标志。④阴囊和阴茎部手术：入院后，每天用温水浸泡，并用肥皂水洗净，术前 1 d 备皮，范围同会阴部手术，剃去阴毛。⑤小儿皮肤准备：一般不剃毛，只做清洁处理。

（3）操作方法：①先向患者讲解皮肤准备的目的和意义，以取得理解和配合；②将患者接到换药室或者处置室，若在病室内备皮，应用屏风遮挡，注意保暖及照明；③铺橡胶单及治疗巾，暴露备皮部位；④用持物钳夹取肥皂液棉球，涂擦备皮区域，一手绷紧皮肤，一手持剃毛刀，分区剃净毛发，注意避免皮肤损伤；⑤清洗该区域皮肤，如脐部用棉签清除污垢。

6.其他准备

（1）做好药物过敏试验。根据手术大小，必要时备血。

（2）填写手术协议书，让患者及其家属全面了解手术过程、存在的危险性，以及可能出现的并发症等。

7.手术日晨护理

（1）测量生命体征：若发现发热或其他生命体征波动明显，如女患者月经来潮，应报告医师是否延期手术或进行其他处理。

（2）逐一检查手术前各项准备工作是否完善，如皮肤准备，禁食、禁饮；特殊准备是否完善。

（3）遵医嘱灌肠，置胃肠减压管，排空膀胱或留置导尿管，术前半小时给予术前药等。

（4）帮助患者取下义牙、发夹、首饰、手表和眼镜等，将其贵重物品及钱物妥善保管。

（5）准备手术室中需要的物品，如病历、X 线片、CT 和 MRI 片、引流瓶、药品等。在用平车护送患者时，一并带至手术室。

（6）与手术室进行交接，必须按照床号、姓名、性别、住院号、手术名称等交接清楚。

（7）做好术后病房的准备，必要时安排好监护室。

8.健康指导

应注意向患者及其家属介绍疾病及手术的有关知识，如术前用药、准备、麻醉及术后恢复的相关知识；指导患者进行体位训练、深呼吸练习、排痰方法、床上排便练习以及床上活动等，有利于减少术后并发症的发生，促进机体尽快恢复。

（二）急症手术患者的术前护理

急诊手术是指病情危急，需在最短时间内迅速进行的手术。术前准备须争分夺秒，争取在短时间内，做好手术前必要的辅助检查。嘱患者禁食、禁饮；迅速做好备皮、备血、药物过敏试验；完成输液、应用抗菌药物、术前用药等必要准备。在可能的情况下，向患者家属简要介绍病情及治疗方案。

第四节　手术中患者的监测

一、基本监测技术

（一）心电监护

心电监测是临床上应用最为广泛的病情监测参数，是指用心电监护仪对被监护者进行持续不间断的心电功能监测，通过心电监护仪反映心肌电活动的变化。早期，为了连续监测患者的心电，出现了由心电示波、心率计和心电记录器构成的最基本的心电监护仪。随着医学的发展，急危重症患者的监护水平不断提高，加之电子及计算机技术等在医疗仪器设备中的应用，又产生了多导心电、呼吸、温度、血压以及血氧饱和度等多参数的监护仪。目前，心电监测普遍采用了床旁监护仪发送的心电波形和数字形式获取相关信息。床旁监护系统是通过导联线与机体相关部位的电极片连接获取心电信号，再经电模块将其进行放大及有关处理。除心电信号外，床旁监护系统可配备其他模块，获取多种监测信息。

1.心电导联的连接

心电电极多采用一次性液柱型电极（银-氯化银电极嵌入含浸渍导电糊泡沫塑料的杯型合成树脂），用丙苯酮或乙醚混合液清洁皮肤后，贴于相应位置。目前，基本上采用 5 个电极，具体放置如下。①右上为红色（RA）：胸骨右缘锁骨中线第 1 肋间；②右下为黑色（RL）：右锁骨中线剑突水平处；③中间为褐色（C）：胸骨左缘第 4 肋间；④左上为黄色（LA）：胸骨左缘锁骨中线第 1 肋间；⑤左下为白色（LL）：左锁骨中线剑突水平处。通过电极放置的位置可模拟心电图导联检查效果，以便对监测结果进行合理分析。如两侧锁骨下与两侧锁骨中线第 7 肋间可模拟标准导联；两侧锁骨下和胸骨中侧第 4 肋间可模拟 V_1 导联；两侧锁骨下和左锁骨中线第 5 肋间可模拟

V_5 导联。此外，临床上可根据不同情况只放置 3 个电极也可达到监测目的，如只放置 RA、RL、LA 电极。

2.心电监护指标及目的

心电监测的主要指标包括心率和心律、QRS 波形、有无 P 波与 P 波形态、振幅及间期、P-R 间期、Q-T 间期、R-R 间期、T 波形态以及有无异常波形出现等。通过对上述指标的监测，要达到及时发现致命性与潜在致命性心律失常、可能影响血流动力学的过缓或心动过速以及心肌缺血的 ST 段和 T 波的改变的目的。致命性快速心律失常包括心室颤动、心室扑动、持续性室性心动过速，以及心房颤动且心室率超过 220 次/分钟者等，其常见病因包括呼吸疾病并发急性心肌梗死、冠心病心肌缺血急性发作及其他严重心脏病。致命性心律失常包括长时间心脏停顿或心室停顿及高血钾所致的严重缓慢心律失常等，其常见呼吸系统疾病的病因有呼吸衰竭、气道梗阻、肺动脉栓塞，以及其他心脏病患者如急性心肌梗死、心肌炎及心包填塞等。心肌缺血的监测常需要将心电电极模拟 V_5 导联位置，而无关电极分别放置于胸骨柄和右腋前线第 5 肋间。心肌缺血监测的目的为发现无症状性心肌缺血与确诊有症状的心肌缺血发作，监测持续心肌缺血状态发展动向，心肌缺血治疗效果监测等。

3.监测的原理

心电监护的基本过程是在导联线电极上获取的心电信息经心电模块将其放大及有关处理。心电模块主要包括导联选择、生物放大器、心率计、信号处理等部分组成。心电信号通过导联线上的电极获取，导联选择不同电极间的电位进行测量。而人体体表的心电信号幅度只有 1 mV 左右，必须将其放大 1000 倍以上才能通过监视器显示和记录器记录出来。因此，心电放大器是一个高增益、高输入阻抗的放大器。

4.护理

（1）操作程序：使用心电监护仪必须掌握正确的操作流程，以确保监护仪的正常运转和使用寿命。目前临床上使用的综合心电监护仪的操作程序基本相似，具体要求如下。

①准备物品：主要有心电监护仪机器及其配件，如导联线、血氧监测线与探头、电极贴、生理盐水棉球、配套血压测量袖带等。②患者准备：将患者取舒适体位，如平卧或半卧位，解释监护的需要与目的。擦拭清洁导联粘贴部位。③接通心电监护仪：连接电源，打开主机，等待机器自检结束后，调试仪器至功能监测状态并根据需要调试报警范围。④连接电极：贴电极片，连接心电导联线，如电极与导线连接为按扣式，应先将电极与导线连接后贴于相应部位。⑤连接袖带：将袖带绑至肘窝上 3～6 cm 处，松紧以插入两手指为宜，连接测量血压的导线。⑥监测指标并记录。

（2）注意事项：①心电监测的效果受多种因素的影响，其中最重要的是电极粘贴是否稳妥。为保证监测质量，对胸部皮肤须进行剃毛处理或用细砂纸轻轻摩擦皮肤，再放置电极。一般 60～72 h 更换电极片。②监测时要注意患者体位改变或活动会对监测结果的影响，心电示波可出现不规则曲线，呈现出伪心率或心律。因此，对监测结果要进行综合分析，必要时，听诊心音进行对比，以确定监测结果的真伪。③使用胸前心电监护导联时，若存在规则的心房活动，则应选择 P 波显示较好的导联。QRS 振幅应＞0.5 mV，以便能触发心率计数。如除颤时放置电极板，必须暴露出患者的心前区。心电监护只是为了监测心率、心律变化，若需分析 ST 段异常或更详细地观察心电图变化，应做常规 12 导联心电图。

（二）动脉血压监护

1.基本概念

（1）血压：血管内血液对血管壁的侧压力为血压。测压时是以大气压为准，用血压高于大气压的数值表示血压的高度，通常用 mmHg、kPa 为单位来表示。产生血压的重要因素是心血管系统内有血液充盈和心脏的射血力量。

（2）动脉压：动脉压是器官组织灌注的一个极好的生理和临床指标，适度有效的器官组织灌注对生存必不可少。动脉压取决于心排量和血管阻力。其相互间的关系可用公式表达：平均动脉压－中心静脉压=心排量×外周血管阻力。动脉压在一个心动周期中可能随着心室的收缩与舒张而发生规律性的波动。心室收缩时，动脉压升高，当达到最高值时称为收缩压；心室舒张时，动脉压下降，当降至最低时为舒张压；收缩压与舒张压的差值称为脉压差；一个心动周期中每一瞬间动脉血压的平均值，被称为平均动脉压。但须注意平均动脉压不是收缩压与舒张压之和的一半，而是更接近于舒张压。

（3）正常值：正常人血压会受多方面因素的影响。WHO 将血压分为"理想血压""正常血压""正常高压"等。血压的数值可随年龄、性别及其他生理情况而变化。年龄增高，动脉血压逐年增高，收缩压的升高比舒张压的升高明显。男性比女性高，女性在更年期以后有明显的升高。体力劳动或情绪激动时血压可暂时升高。

（4）动脉压波形：正常血压波形可分为二相，即收缩相和舒张相。收缩相是指主动脉瓣开放和快速射血到主动脉时所形成的波形，此动脉波形为急剧上升至顶峰，随后血流经主动脉到周围动脉，压力下降，主动脉瓣关闭，在动脉波下降支斜坡上出现切迹，称为重搏切迹。舒张相是从主动脉瓣关闭直至下一次收缩开始。动脉压波形逐渐下降至基线。舒张相最低点是舒张压。

2.监测方法与原理

目前，临床常用的监测血压方法有两大类。一类是无创血压监测法，即指袖带式自动间接动脉血压监测。其原理来自传统的人工听诊气袖法，所不同的是在判别收缩压和舒张压时是通过检测气带内气压的搏动实现的。另一类是有创血压监测法，即指在动脉内置管进行动脉血压连续监测的直接动脉血压监测法，其原理是使用一般的弹簧压表，但仅能测出平均动脉压，而使用电子压力换能器监测仪，则可测出动脉收缩压、舒张压，还可测得压力波形，且记录一次心动周期的压力波形的变化。两类监测血压法各有其优点和不足。直接动脉压监测的主要优点如下。

（1）可连续监测收缩压、舒张压和平均动脉压，并将其数值及波形实时显示在监护仪荧光屏上，及时准确地反映患者血压动态变化。

（2）有助于根据动脉血压的变化判断体内血容量、心肌收缩力、外周阻力以及有无心包填塞等病情变化。

（3）可以弥补由于袖带监测血压而导致血压测不出或测量不准确的弊端，直接反映动脉血压的实际水平。

（4）可通过动脉置管采集各种动脉血标本，以免除因反复动脉穿刺给患者带来的痛苦。无创血压监测法操作较有创血压监测法安全、简单、易于操作，可直接避免有创监测时置管所出现的血栓形成或感染等危险。一般来说，在危重症患者的急救过程中多采用有创血压监测法，但随病情缓解应尽早改为无创血压监测法，以减少各种并发症的发生。

3.影响因素

影响动脉血压的因素很多，如每搏输出量、心率、外周阻力、动脉管壁的弹性及循环血量等。这些因素相互关联、相互影响，如心率影响心室充盈和每搏输出量的某些变化，心输出量的改变必伴有血流速度和外周阻力的变化。另外，神经体液因素调节下的心输出量的变化往往会引起外周阻力的变化。临床实际中，遇到具体情况，必须结合患者的血流动力学指标的改变，综合各种因素全面分析和判断。

4.临床意义

动脉血压是衡量机体生理功能的一项重要指标，无论动脉血压过低或过高都可对机体各脏器功能的相对稳定产生十分不利的影响。通过对动脉血压的监测可推算其他心血管参数，如每搏输出量、心肌收缩力、全身循环阻力等。观察血压波形还可对患者的循环状况进行粗略估计。波形高尖见于高血压、动脉硬化及应用升压药和增强心肌收缩力的药物。波形低钝见于低心排综合征、低血压休克和心律失常以及药物影响等情况。

5.护理

无创血压监测法的护理较为简单，按常规血压测量法护理要求进行。下面重点对有创血压监测法的护理加以论述。

（1）保持测压管通畅，防止血栓形成：①定时监测血压通畅情况，随时注意通路、连接管等各个环节是否弯曲、受压，定时冲洗管路；②保持三通管正确的方向，测量时开通三通管，并以肝素盐水持续冲洗测压管；③抽取动脉血后或闭管前必须立即用肝素盐水进行快速正压封管，以防凝血阻管；④管路中如有阻塞，应及时抽出血凝块，切勿将血块推入，以防发生动脉血栓形成；⑤在病情平稳后应及时考虑拔除置管，改为无创血压监测，以防并发症出现；⑥保持各接头连接紧密，防止渗漏。

（2）防止感染：①严格无菌操作，每天消毒穿刺部位，并至少每24h更换一次透明贴膜；②每次经测压管抽取动脉血标本时，均应以碘酒、乙醇消毒接头处；③各接头及整个管路应保持严格封闭及无菌状态。

（3）防止空气栓塞：在操作过程中，严格控制空气进入管路，防止空气栓塞。

（4）预防并发症：常见并发症可有远端肢体缺血、出血、感染和测压管脱出，具体护理如下。

1）远端肢体缺血：引起远端肢体缺血的主要原因是血栓形成、血管痉挛及局部长时间包扎过紧等。预防办法有：①置管前要判断肢端动脉是否有缺血症状；②穿刺血管时，动作要轻柔稳准，穿刺针选择要粗细得当，避免反复穿刺损伤血管；③固定肢体勿过紧，防止影响血液循环。

2）局部出血血肿：穿刺后要密切观察局部出血情况，对应用抗凝药或有出血倾向者要增加压迫止血的时间，至少在5 min以上。穿刺局部应用宽胶布加压覆盖，必要时加沙袋压迫止血。如有血液渗出要及时清除，以免影响对再次出血情况的观察。

3）感染：动脉置管可发生局部或全身感染。一旦发生全身感染多由血源性感染所致，后果严重。因此，置管期间严密观察体温变化，如出现高热、寒战，应及时查找原因；如发现穿刺部位出现红、肿或有分泌物形成，应加强换药，并取分泌物进行细菌培养，以协助诊断，合理选择抗生素。置管期间一旦发生感染应立即拔管，并将测压管末端无菌封闭送做细菌培养。

4）测压管脱出：置管期间，穿刺针及管路要固定稳妥，防止翻身等操作时将管拉出。对躁动患者要采取好保护措施，必要时将患者手包紧，防止患者不慎将管拔除，一旦发生管路脱出，切忌将管送回，以防感染。

（三）血氧饱和度监护

血氧饱和度（SaO_2），是指血氧含量与血红蛋白完全氧合的氧容量之比。即 SaO_2=动脉血实际结合氧/动脉血氧结合饱和时含氧量×100%。临床上常用的 SaO_2 监测仪，是通过无创的红外线探头监测患者指（趾）端小动脉搏动时的氧合血红蛋白的百分数而获得经皮 SaO_2。SaO_2 正常范围为94%～100%。

1.测定方法

经皮血氧饱和度的探头有两种。一种是指夹式，探头由夹子式构成，一面发射红光，一面接收；适用于成人及儿童。另一种是粘贴式，由两个薄片构成，可分别粘在患者指或趾两侧；适用于新生儿和早产儿。因儿童的指或趾较小且细嫩，用指夹式探头夹不住，即便夹住也容易压伤指或趾。

2.测定原理

（1）分光光度测定法：将红外线探头放置于患者指（趾）端等适当的位置，根据血红蛋白和氧合血红蛋白对光吸收特性不同的特点，利用发光二极管发射出红外光和红外线穿过身体适当部位的性质，用可以穿透血液的红光（波长660 μm）和红外线（940 μm）分别照射组织（指或趾），并以光敏二极管接收照射后的光信号，为了排除动脉血以外其他组织的影响，只取搏动的信号，经计算机采样分析处理氧合血红蛋白占总血红蛋白的百分数，最终显示在监视器上。但如果无脉搏，则不能进行测量。

（2）容积测定法：正常生理情况下，毛细血管和静脉均无搏动，仅有小动脉有搏动。入射光线通过手指时，在心脏收缩期，手指血容量增多，光吸收量最大；反之，在心脏舒张期，光吸收量最小。因此，光吸收量的变化反映了组织血容量的变化。此种方法只测定搏动性血容量，而不受毛细血管和静脉影响，也与肤色和皮肤张力无关。

3.临床意义

（1）提供低氧血症的监测指标，指导氧疗。监测指尖 SpO_2 方法简单、便捷、安全，通过监测所得的 SpO_2 指标，可以及时发现危重症患者的低氧血症及其程度，指导选择和调节合理氧疗方式，改善低氧血症，避免或减少氧中毒的发生。

（2）提供应用机械通气治疗的依据，指导通气参数的调整。监测能帮助确定危重症患者实施机械通气治疗的时机，并在机械通气过程中，与其他指标相结合，对机械通气选择的通气模式、给氧浓度等参数进行调整，还可为撤机和拔除气管插管提供参考依据。

（3）提供心率监测。有些监护仪在测量血氧饱和度的同时可以通过其血氧饱和度模块获取心率参数，其原理是通过末梢血管的脉动波计算出心率。此优点保证了心电图受干扰时心率测量的准确性，临床上应用较为方便。

4.影响因素

血氧饱和度的监测结果会受很多因素影响，如患者脉搏的强弱、血红蛋白的质和量、皮肤和指甲状态、患者血流动力学变化等。患者烦躁不安会导致测量结果不准，在使用时应固定好探头，尽量使患者安静，以免报警及不显示结果。因探头为红线及红外线，所以照蓝光的新生儿应将探头覆盖，避免直接照射，损伤探头。严重低血压、休克、体温过低或使用血管活性药物，以及血红蛋白水平较高时均可影响测量结果，应结合患者病情综合判断指标的准确性，防止影响病情的治疗和诊断。在极高的环境光照情况下也会影响测量结果，使用时应尽量避免。有研究表明，对于那些存在外周血管痉挛或因外界寒冷刺激诱导的外周低灌流时，采取额贴监测血氧饱和度比指尖的监测更有优势。

5.护理

（1）血氧饱和度的监测应排除各种干扰因素，尤其应注意人为因素的干扰，如探头放置位置、吸痰后的影响、肢端的温度等。

（2）要对监测探头进行维护、保养和防止导线断折。

（3）监测时，探头红外线射出面应直对手指（趾）甲床侧，指尖放置深度合适，以防监测结果不准确。

（4）发现监测结果持续下降低于94%时，应及时查找分析原因，排除非病情变化因素后，仍不缓解，应立即采取措施。不宜在测血压侧指尖监测血氧饱和度，以免影响监测结果。

（5）通过血氧饱和度监测结果可以粗略评估动脉血氧分压水平，以便及时判断病情变化，即当 $SaO_2>90\%$ 时，相当于 $PaO_2>7.98$ kPa（60 mmHg）；当 SaO_2 为 $80\%\sim90\%$ 时，相当于 PaO_2 $5.32\sim7.98$ kPa（$40\sim60$ mmHg）；当 $SaO_2<80\%$ 时，相当于 $PaO_2<5.32$ kPa（40 mmHg）。

二、特殊监测技术

（一）中心静脉压监护

中心静脉压（CVP）是指右心房、上下腔静脉近右心房处的压力，主要反映右心的前负荷，正常值为 $4\sim12$ cm H_2O。通过对中心静脉压的变化进行监测，有助于判断体内血容量、静脉回心血量、右心室充盈压或心功能状态，对指导临床静脉补液及利尿药的应用有着极其重要的意义，是重危患者的重要监测指标。

1.测量方法

CVP 测量通常采用开放式测量方法。此法通过颈外静脉、颈内静脉或锁骨下动脉至上腔静脉，或者通过股静脉至下腔静脉，其中上腔静脉较下腔静脉测量准确。测量时，将测压管的一端保持与大气相通的状态。另外，还有一种方法为闭合式测量，即整个测量过程保持闭合状态，不与大气相通，而通过压力传感器与压力监测仪相连接测得。右心漂浮导管也可直接测得中心静脉压。开放式测压的具体要求如下。

（1）物品准备：监护仪、监测 CVP 的测压管件一套、三通管、刻度尺、肝素盐水、延长管以及无菌消毒用物。

（2）患者准备：向患者做好解释，以取得配合；取平卧位，上腔静脉测压时要将上肢外展 $30°\sim45°$，定位零点为基准点，即平卧时，右心房在腋下的水平投影平面，一般定为平腋中线第 4 肋间处。

（3）监测压力：CVP 监测分连续监测和间断监测。连续测量时需备综合监护仪与中心静脉压测压管一套。间断测量为每次连接测量后取下测压管。CVP 监测有两种方法：一种是间断手动人工测量法；另一种是连续仪器测量法。具体操作方法如下。

1) 间断手动人工测量法：①将生理盐水冲入一次性延长管，三通管与接中心静脉置管的输液器相连，排尽管道内气体后备用；②将三通管开向一次性延长管侧，开放一次性延长管远端，保持垂直位，观察延长管内生理盐水下降幅度，当水柱保持不动时，从基点起测量水柱高度，即为中心静脉压测量值；③测量后关闭三通管与延长管的连接，开放输液器端。

2) 连续仪器测量法：①经锁骨下静脉或颈内静脉将中心静脉导管置入上腔静脉靠近右心房处。②导管末端通过延长管接三通接头，与测压鼓、压力换能器和监护仪相连，三通接头的另一端开口连接输液器。③测压时，使压力换能器与患者的右心房同一水平（平卧位时，平腋中线水平），压力换能器校零。④关闭输液器，使中心静脉导管与压力换能器相通；监护仪上可自动显示压力波形和数值。⑤测压结束时；将压力的换能器端关闭，输液器端与中心静脉导管连通，开始输液。

2.影响因素与临床意义

中心静脉压力源于 4 种压力成分。

（1）静脉毛细血管压。

（2）右心房充盈压。

（3）作用静脉外壁的压力，即静脉收缩压和张力。

（4）静脉内壁压，即静脉内血容量。

因此，中心静脉压的高低与血容量、静脉张力和右心功能有关。中心静脉压升高，见于右心及全心功能衰竭、房颤、肺栓塞、气管痉挛、输血补液过量、纵隔压迫、张力性气胸、各种慢性肺疾病、心包填塞、血胸、应用血管收缩药物和患者躁动等情况时。中心静脉压下降常见于失血或脱水引起的血容量不足；也可见于周围血管扩张，如应用扩张血管药物及麻醉过深等。机械通气的患者也可影响中心静脉压，但不同的通气模式对 CVP 的影响程度不同。平均气道压越高，对循环的影响越大，二者呈正相关。近年来，相关研究已显示 PEEP、PEEP+PSV、SIMV、IPPV 等通气模式对 CVP 影响较大，尤其是在低血容量时影响更为显著。

3.护理

（1）防止测压管阻塞：测压通路需持续静脉滴注生理盐水，或测压后用肝素盐水正压封管。如停止生理盐水连续点滴应定时进行常规封管，每天3次。发现测压通路内冲入较多血液，应随时进行再次封管，以防有血凝块阻塞。

（2）保持测压准确性：每次测压前均要重新校对测量零点，因患者可能随时发生体位的变动。测压时，应先排尽测压管中的气泡，防止气体进入静脉造成气栓或影响测量的准确性。测压应在患者平静状态下进行，患者咳嗽、腹胀、烦躁或机械通气应用PEEP均可影响测量结果的准确性。因此，如有上述症状，可先给予处理，待平静10~15 min后再行测压。如应用呼吸机治疗时，当测压管中水柱下降至基本静止状态时，可暂时断开气管插管与呼吸机的连接，观察水柱再次静止时，即为静脉压。但对于无自主呼吸的患者要慎重行事。

（3）排除干扰因素：测压过程中，测压管中的液面波动最初可快速下降，当接近静脉压时，水柱液面可随呼吸上下波动，且越来越微弱，下降速度也会越来越缓慢，直到静止不动即为静脉压高度。但须注意此时应首先排除测压管阻塞或不够通畅因素，原因可能为静脉导管阻塞、受压或尖端顶于血管壁或管道漏液等，应给予及时处理，以排除干扰。测压时，应禁止同时输入药物，特别是血管活性药物，防止药液输入快，发生意外。

（4）严格无菌操作：每天消毒穿刺点、更换透明敷贴，每天更换输液管和测压管。测压或换管时必须严格消毒各个连接部位。一旦发现感染征象或排除其他原因的高热不退，应及时拔除导管，并剪下导管近心端2~3 cm，行细菌培养。如穿刺部位出现发红等感染情况，应禁止用透明胶布，改用棉质纱布，以透气、干燥创面，并增加换药次数。

（5）按需测量：测量中心静脉压的频次应随病情而定，切忌过于频繁。测量后准确记录，异常改变要随时报告医师给予处理。

（6）确保机械通气状态下测量数值的准确性：在机械通气过程中，为避免气道压力、循环血容量、通气模式及测量过程脱机等因素对 CVP 的影响，可对机械通气时需测量 CVP 的患者应用回归方程进行计算，所测得的值与患者实际 CVP 无显著差异，且方法安全、简便。但对肺顺应性差的患者，在用此回归方程时所得脱机后的 CVP 值比实际脱机所测的 CVP 稍低。其回归方程为：y-0.98x-1.27 和 y-0.86x-1.33（y 和 x 分别为脱机前后的 CVP 值），只要将测得的患者上机时的 CVP 代入上述回归方程，即可计算出脱机后的 CVP 值。

（7）妥善固定管道：除静脉穿刺点及管道须用透明胶布固定外，还应在距穿刺点 5cm 处，加固胶布。固定部位应避免关节及凹陷处。对清醒患者做好解释，取得配合；对躁动患者应给予适当束缚，防止牵拉或误拔导管。在保证测压管道系统密闭及通畅的同时，应防止管道受压、扭曲，接头松动或脱落。

（二）肺循环血流动力学监护

肺循环指血液由右心室开始，经肺动脉、肺毛细血管、肺静脉，最终到达左心房的循环过程。肺循环血流动力学是研究肺循环的压力、流量、阻力及其他相关问题，是了解肺循环功能的重要方法。许多呼吸系统疾病均直接导致肺循环的异常，因此，监测肺循环功能的变化对呼吸系统疾病的诊治具有十分重要的意义。目前，肺循环血流动力学的监测方法已广泛应用于临床，尤其是应用于危重患者的救治中。

1.肺循环压力测定

肺循环压力的测定技术分为创伤性和无创性两类。前者主要为右心漂浮导管检查技术，后者包括超声法、胸部 X 线检查技术、肺阻抗血流图技术、磁共振成像技术、血气分析、心电图技术等。创伤性技术测定结果虽然准确，但对患者具有一定的损伤，检查所需的费用较为昂贵，检查所用的仪器设备较为复杂，在临床应用也较为局限，且不宜于重复随诊检查，患者多难以接受。无创检查方便、无创伤、价格便宜，适用于多次反复检查，但检查的准确性与有创检查相比不够确切。

目前，肺循环压力测定最直接的检查方法为右心漂浮导管检查测压法。此法被认为是评价各种无创检查性测压法准确性的"金标准"。右心漂浮导管检查除了可获取肺动脉压（PAP）、肺毛细血管楔压（PAWP）、右心房压力（CVP）的参数外，还可进行心输出量的测定，并可采取混合静脉血标本以测定混合静脉血血气指标。检查所用的主要设备与仪器包括右心漂浮导管（Swan-Ganz 导管）或血流引导管（flow-dirted catheter）、压力传感器、生理记录仪、穿刺针、扩张套管等其他无菌手术器材与敷料等。检查时须在严格无菌条件下，经肘前静脉、锁骨下静脉、颈静脉或股静脉穿刺插入漂浮导管进行测定。其原理是通过导管腔内的盐水柱将血管或心腔内压力信号传递到压力换能器上，同步连续示波显示压力曲线及测定的数据，并记录下曲线图形。操作者可以通过压力曲线形态判断导管前端所处的具体位置。

测定肺动脉压力时，应注意以下各点以确保测量的准确性。

（1）先调定零点，然后使换能器上与大气相通的三通口与患者心房呈同一水平，再校正监护仪零点。

（2）挤压注水器冲洗肺动脉管腔，确认其通畅。

（3）将换能器与通向肺动脉管腔相通测得肺动脉压力。

（4）记录呼气末肺动脉压值，但需注意肺动脉压力可能受其他因素的影响，如呼吸和应用机械通气的患者。

有自主呼吸时，吸气相胸腔呈负压，肺动脉压会明显高于呼气相的压力。相反，间歇正压机械通气时，吸气相呈正压，此时的肺动脉压会明显低于呼气相时的压力。因此，无论何种状态，肺动脉压均应以呼气末数值为准。肺动脉嵌顿压的测定与测定肺动脉压的方法基本相似，不同的是要在测定肺动脉压基础上，使导管气囊充气，导管漂入肺毛细血管测得的结果同样应以呼气末时的压力为准。

测量各种压力时，应确保导管气囊嵌顿的满意效果。具体方法为：先用 0.01%肝素生理盐水冲洗肺动脉管腔，以排除因血块阻塞造成的假性肺动脉楔压，缓慢充气 1～1.5 mL 至肺动脉波形变化为相当于或低于肺动脉舒张压的细小波形，放气后出现典型的肺动脉波形，即为导管气囊嵌顿满意，也是导管的满意位置。如有测不到肺动脉楔压的情况，应考虑可能为导管退出肺动脉或气囊破裂。如需拔除右心漂浮导管时，应先核实气囊确实已放气，再缓慢地将漂浮导管拔除，扩张导管外管后应压迫止血至穿刺部位不再渗血为止。右心漂浮导管持续应用时间过长可出现多种并发症，需要密切观察相关的症状和体征。常见并发症有心律失常、感染、肺栓塞及肺动脉破裂、导管气囊破裂、血栓形成与栓塞、导管在心房或心室内扭曲或打结等，更严重时，可以出现导管折于静脉内，甚至于心搏骤停。

2.心输出量测定

心输出量又称心输出量。它反映整个循环状态，受静脉回流量、外周血管阻力、外周组织需氧量、血容量、体位、呼吸、心率和心肌收缩力的影响。目前，临床上常用 Fick 法（包括直接与间接 Fick 法）和热稀释法（亦为间接 Fick 法），其中后者方法较为简单，应用较为普遍。另外，还有一种方法为心阻抗图，是 20 世纪 60 年代起出现的应用生物电阻抗原理以测定心输出量的技术。此种技术具有无创伤、价廉、检查迅速等优点，已为学术界所重视。

（1）Fick 法测定：心输出量（L/min）=耗氧率（mL/min）/[动脉－混合血静脉血氧含量差（mL/dL）×10]。其中氧耗量可直接测得。动静脉血管含量差测定可分别抽取动脉血和混合静脉血（经右心管抽取），经血气分析仪直接测得。但是由于此法中混合动脉血采集较为困难，因此其在临床上的应用受到限制。

（2）热稀释法：将 0℃的冷生理盐水作为指示剂，经 Swan-Ganz 导管注入右心房，随血液进入肺动脉，由温度传感器连续测定流过指示剂在右心房和肺动脉内的温度变化，并记录温度/时间稀释曲线。经心输出量时计算仪描记曲线的面积，按公式算出心输出量，并显示、记录其值。此法的优点是指示剂无害，可多次测量，无须抽血检验，机器可自动计算出结果，且测量时无须穿刺动脉。

（3）心阻抗图：应用生物电阻抗原理，通过测定心动周期中胸腔生物电阻抗的变化，间接推算心搏量（SV），再乘以心率即得心输出量 CO。

影响测定准确性的因素很多。心输出量过低时，心肌等组织与血液间的热交换可使测得值高于实际值。心输出量过高（＞10 L/min）时测定结果亦不准确。其他如血液温度在呼吸和循环周期中的波动、呼吸不规则、低温液体在进入心室前温度升高等因素均可影响测量结果。在临床实际中，心输出量测定是通过心输出量测定仪计算，能迅速显示数据。

3.护理

导管的正确使用及有效的护理对血流动力学监测数值的准确性具有重要意义。

（1）测量准备。①患者准备：操作前需向患者介绍有关检查的重要性和必要性，消除患者紧张情绪，取得患者配合。体位即要适合监测的需要，又保持患者舒适。尤其是枕头的位置非常重要，其摆放一定要使患者满意。②呼吸道准备：术前尽量清除呼吸道痰液，给予及时的翻身、叩背，刺激咳嗽，必要时给予吸痰。手术当日，给予支气管扩张剂扩张支气管，减轻气道反应性，避免术中咳嗽影响检查结果。

（2）掌握操作要点。护士应熟悉导管的放置和测量操作程序，熟悉导管所在部位的压力及正常值，了解并发症及预防措施。置管时要密切观察屏幕上压力波形及心率和心律的变化。放置导管的位置不一，如肘正中静脉、右锁骨下静脉、股静脉、左锁骨下静脉和右颈内静脉。所有这些穿刺点都有优缺点。穿刺部位一般选择右侧颈内静脉，这是漂浮导管操作的最佳途径，导管可以直达右心房，从皮肤到右心房的距离最短，并发症少，容易成功。而经锁骨下静脉穿刺固定稳妥、便于护理。经股静脉插入导管达右心房的距离较远，经导管感染的机会多。置管前，导管的肺腔及右房腔以肝素盐水溶液冲洗，并检查气囊有无漏气。患者取10°～20°体位，头转向左侧远离穿刺点，要严格执行无菌操作。密切观察心电监测，注意患者的生命体征变化，认真记录，发现异常及时报告处理。通过监视器上典型压力波形的变化就可知导管在心腔中的位置。

导管放置成功后准确记录导管位于穿刺点的刻度，测量时换能器应置于心脏水平，每次测量前应调整到零点，特别是体位变动后更要注意，否则所测压力值不准。重新校对零点，确定侧压部位后再进行测量并记录。

中心静脉导管做输液通路时，不要输入血液制品、清蛋白、脂肪乳液、高渗液体，因其容易阻塞和污染液体。气囊要用气体充气，而不能用液体，因为液体不能压缩，容易对心脏或肺动脉内膜造成损伤。用空气充气时如气囊破裂容易造成空气栓塞。利用漂浮导管进行血流动力学监测是危重症监测室的一个重要监护技术。

（3）避免和及时纠正影响压力测定的因素。检测压力最好选在患者平静呼吸的呼气末，且避免测压时患者产生剧烈咳嗽。如患者接受机械通气治疗，测量肺毛细血管楔压时，必须暂停呼吸机通气，否则测量结果为肺泡内压。测压系统中大气泡未排净，可使测压衰减，压力值偏低。导管检查过程中如有微小的气泡不会引起严重的后果，但进入较多气泡时，则情况较严重，文献报道病死率为50%。防止气泡进入监测系统，发现气泡要用注射器及时抽出。测压系统中有小气泡，压力值偏高。测量时换能器应置于心脏水平，每次测量前应调整零点，特别是体位变动后，要重新校对零点，因此，测压时，应排除上述原因，才能准确评估血流动力学，估计左心功能。总之，当出现问题时，要观察屏幕正上方的提示。

（4）并发症的预防与护理。①测压管道阻塞：管道阻塞时，压力波形消失或波形低钝，用生理盐水500 mL加入3200 U肝素以3 mL/h的速率泵入测压管内或以2～3 mL/h（4～6 U/mL）间断推注以防止阻塞。留管时间稍长后会出现压力波形低钝、脉压差变小，但冲洗回抽均通畅，考虑为导管顶端有活瓣样的血栓形成所致。护士要注意肺动脉压力值及波形的变化。一旦管腔阻塞，无回血，不宜勉强向里推注。②气囊破裂、空气栓塞：气囊充气最好用CO_2气充，充气速度不宜过快，充气量不超过1.5 mL，气囊充气时间不可过长，一般为10～30个心动周期（10～20秒），获得肺动脉楔压波形后，立即放气。PCWP不能连续监测，最多不超过20秒，监测中要高度警惕导管气囊破裂，如发现导管气囊破裂，应立即抽出气体，做好标记并交班，以免引起气栓。气囊充气测肺楔压是将针筒与导管充气口保持锁定状态，放气时针芯自动回弹，容积与先前充气体积相等，否则说明气囊已破裂，勿再充气测肺楔压，并尽早拔管防止气囊碎片脱落。PCWP测定后要放松气囊并退出部分导管，防止肺栓塞和肺破裂。尽量排尽测压管和压力传感器内的气泡。③血栓形成和肺栓塞：导管留置时间过长使血中的纤维蛋白黏附于导管周围，导管尖端位置过深近于嵌入状态时血流减慢，管腔长时间不冲洗以及休克和低血压患者处于高凝状态等情况，均易形成血栓。血栓形成后出现静脉阻塞症状如上肢水肿、颈部疼痛、静脉扩张。④肺动脉破裂和肺出血：肺动脉破裂和肺出血是最严重的并发症，Paulson 等统计 19 例肺动脉破裂患者，11 例发生死亡。肺动脉破裂的发生率占 0.2%。常见于气囊充气过快或导管长期压迫肺动脉分支。肺出血临床可表现为突发的咳嗽、咯血、呼吸困难，甚至休克，双肺可闻及水泡音。肺小动脉破裂的症状为胸痛、咯血、气急；发生肺动脉破裂时，病情迅速恶化，应使患肺保持低位（一般为右肺），必要时行纤维支气管镜检查或手术治疗。多见于老年患者，肺动脉高压和心脏瓣膜病。⑤导管扭曲、打结、折断：出现导管扭曲应退出和调换。退管困难时注入冷生理盐水 10 mL。打结时可在 X 线透视下，放松气囊后退出。导管在心内打结多发生于右心室，由于导管软、管腔较小，插入过快或用力过大，可使导管扭曲打结；测压时可见导管从右心房或右心室推进 15 cm 后仍只记录到右心室或肺动脉压，X 线片即可证实。此时应将导管退出，重新插入。⑥心律失常：严密监测变化，心律失常以房性和室性期前收缩最常见，也有束支传导阻滞，测压时导管经三尖瓣入右心室及导管顶端触及室壁时极易诱发室性期前收缩。如发现室性期前收缩、阵发性室速要及时报告医师。一般停止前送导管，期前收缩即可消失，或静脉注射利多卡因控制。测压时要熟练掌握操作技术，减少导管对室壁的刺激。严重的室速、室颤立即报告医师，并及时除颤。⑦缩短置管时间预防感染：留置导管一般在 3～5 d，不超过 7 d 为宜，穿刺部位每天消毒后用透明膜覆盖，便于观察有无渗血，保持清洁、干燥，如患者出现高热、寒战等症为感染所致，应立即拔管。感染可发生在局部穿刺点和切口处，也能引起细菌性心内膜炎。怀疑感染的病例应做导管尖端细菌培养，同时应用有效的抗生素。在血流动力学稳定后拔除导管，拔管时须按压穿刺点防止局部出血。

参考文献

[1]护理礼仪与人际沟通[M].北京：北京大学医学出版社，2018.

[2]王洪飞.内科护理[M].北京：科学出版社，2017.

[3]李文华，秦小旭.护理人际沟通[M].镇江：江苏大学出版社，2017.

[4]陈照坤，付能荣.护理技术[M].北京：科学出版社，2012.

[5]张素，颜霞.内科护理技术规范[M].北京：人民卫生出版社，2017.

[6]于卫华.护理常规[M].合肥：中国科学技术大学出版社，2017.

[7]李卡，许瑞华，龚姝.普外科护理手册[M].北京：科学出版社，2017.

[8]张海燕.基础护理技术规范[M].北京：人民卫生出版社，2011.

[9]胡雪慧，柏亚玲，张敏.护理工作规范与管理流程[M].西安：第四军医大学出版社，2017.